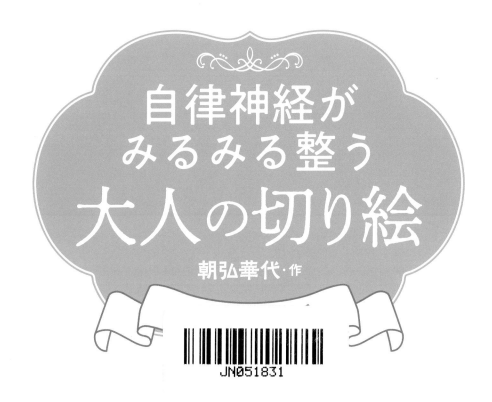

自律神経が
みるみる整う
大人の切り絵

朝弘華代・作

Gakken

「自律神経」は
どんな役割を果たしている?

内臓のはたらきや血圧、脈拍をコントロール

「自律神経」は、「交感神経」と「副交感神経」の
ふたつのシステムによって構成され、私たちの身体
活動を支えています。

　睡眠中は「副交感神経」を活発にはたらかせ、血
圧や心拍数、体温を下げて体をゆっくり休ませ、疲

労回復を促します。

　朝になって体が覚醒すると、「副交感神経」から
「交感神経」に切り替わります。「交感神経」が優位
になると、血圧や体温が上昇。脈拍も速くなり、体
が一日の活動の準備を始めます。

寝ているとき

副交感神経が
活発に！

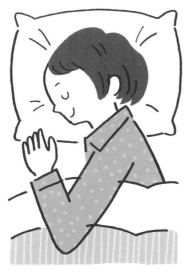

「副交感神経」が優位になってい
る状態。心臓の動きや呼吸がゆ
っくりとなり、血圧や体温も下
がってリラックス状態に。

起きているとき

交感神経が
活発に！

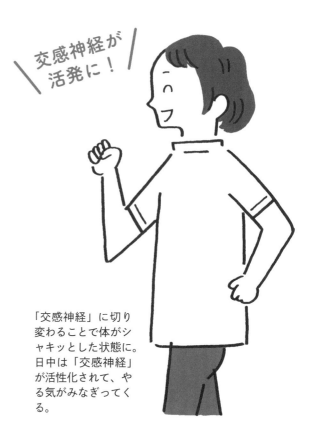

「交感神経」に切り
変わることで体がシ
ャキッとした状態に。
日中は「交感神経」
が活性化されて、や
る気がみなぎってく
る。

「自律神経が乱れる」と どんな状態になる?

やる気が出なかったり、よく眠れなくなったりする

通常、朝起きると「副交感神経」から「交感神経」へ、夜になると「交感神経」から「副交感神経」へと切り替わりますが、この切り替わりがうまくいかない状態を自律神経が乱れているといいます。

朝起きて「交感神経」に切り替わらないと、体温や血圧の低い状態が続き、頭がぼんやりして体もうまく動きません。また強いストレスが加わると「交感神経」が活発になりすぎて夜眠れなくなったり、血圧や呼吸が乱れてストレス性の病気の原因となることもあります。

一日中ぼんやりして やる気が出ない状態に

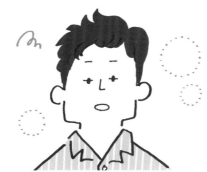

朝起きても頭がすっきりせず、いつもどんよりした状態に。動くのがおっくうな気分で、何ごとにもやる気が出ない。夜になってもなかなか眠れない。

手足がいつも冷えていて 頭痛・肩こりもあり

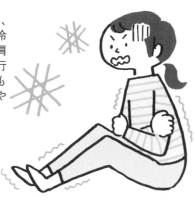

体が温まりにくく、手足の先がいつも冷えている。頭痛や肩こり、腰痛など血行不良が原因の症状も多く、体調を崩しやすくなる。

いつもイライラ! 血圧が上がりがち

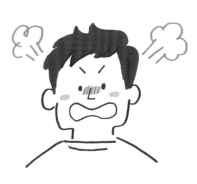

血圧や脈拍が上昇しがちで、いつもイライラしてしまう。寝つきが悪くなったり、心臓に負担がかかって動脈硬化や脳卒中につながることも。

切り絵が「自律神経の乱れ」の解消に効果がある理由

ほどよいストレスで切り替えがスムーズに

「交感神経」は脳にストレスがかかることで活発化します。過度なストレスは厳禁ですが、朝起きても「副交感神経」から「交感神経」への切り替えがうまくいかない方は、ほどよくストレスをかけることで「交感神経」を優位にさせると効果的です。

たとえば、切り絵のように集中力が必要な作業は、適度にストレスがかかるため、「交感神経」のスイッチをONにするのにぴったり。日中体をしっかり動かせるようになれば、夜に「副交感神経」の働きを促す脳内物質が分泌され、自律神経が整います。

少しだけ緊張感を持つ切り絵は脳にほどよいストレスを与える

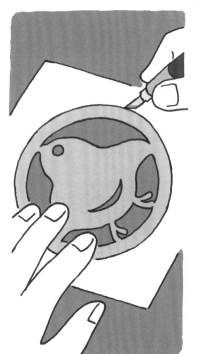

切り絵は、デザインカッターを使うので、手元に気をつけながら作業をします。このことが適度な集中となり、脳が刺激されて自律神経が整っていきます。

切り絵で頭を覚醒させすっきりした状態に

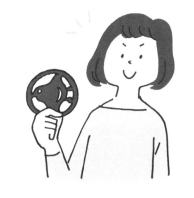

「朝なんとなくやる気が出ない」というときも、切り絵で「交感神経」のスイッチをONにして、すっきり覚醒した状態に。

血圧や体温が上がり体が動きやすくなる

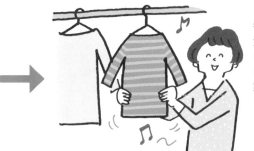

「交感神経」に切り替わると血圧や体温が上がり、活動の準備が完了。体がスムーズに動き、家事や仕事へのやる気もアップ。

「切り絵」は
特にこんな人におすすめ!

家にいる時間が長い人・運動が苦手な人に

「自律神経の乱れ」を整えるためには、外に出て太陽光を浴びたり、軽い運動をするのがおすすめです。でも、「朝から自宅でリモートワーク」だったり、「体を動かすのが苦手」「体調不良」「入院中」など、体を動かすのがむずかしいケースもあります。

運動する機会が少なく、「副交感神経」から「交感神経」への切り替えがうまくいかない方には、切り絵のような作業がぴったり。それほど負担がかからない10分程度の作業でも頭が覚醒し、すっきりするので、気持ちよく一日のスタートが切れます。

通勤や通学の拘束がなく
朝ぼんやりしてしまう人・やる気が出ない人

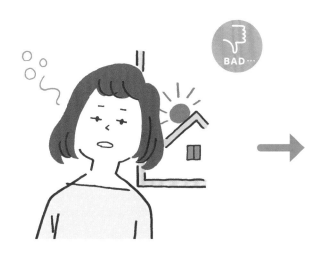

朝起きても頭がぼんやりしていて、必要な家事や仕事に対してもやる気が出ない、また体を動かすのがおっくうに感じてしまう。

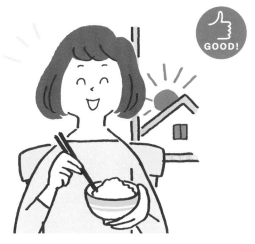

切り絵をすることで「交感神経」がはたらきだし、血圧もほどよく上昇。ぼんやりしていた頭が覚醒状態になり、やる気も出てきます。

リモートワークなどで
家にいる時間が長く、ダラダラしてしまう人

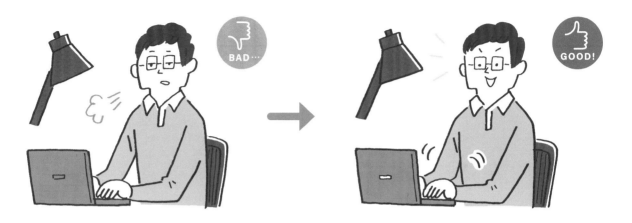

リモートワークなどで外出する機会が
減り、家で過ごす時間が長いためメ
リハリがつかず、一日中ダラダラと過
ごしてしまうことが多い。

切り絵の作業のなかの「うまくで
きた！」という気持ちがポジティ
ブな脳の状態につながり、仕事や
家事へのやる気もアップ。

体を動かす機会が少なく、
メリハリなく過ごしている人

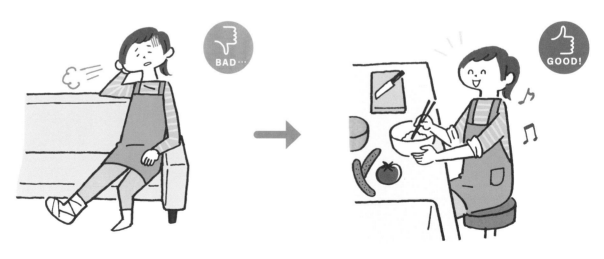

病気や足のケガで外出しにくい状況
や、入院中などの方は、体を動かす
機会が少ないと、自律神経が乱れて
低体温・低血圧になりがち。

体を動かさなくても、切り絵でほ
どよいストレスをかけることで「交
感神経」がアップ。体温や血圧も
上昇し、頭と体が覚醒状態に。

どんなタイミングで
切り絵をするのが効果的?

朝食の1〜2時間後がGOOD!

「自律神経の乱れ」を整えるための切り絵は、朝に行うのが効果的です。「副交感神経」から「交感神経」への切り替えを促し、10分程度の作業でも気持ちよく一日が始められます。

食事をとった直後は「副交感神経」が優位にはた らくので、朝食後1〜2時間経過したタイミングで作業しましょう。もちろん、午後のやる気アップをねらった昼食後でもOKです。

就寝前に「交感神経」を活発にしてしまうと眠れなくなるので、夜は避けたほうがいいでしょう。

朝のリラックスしている時間に

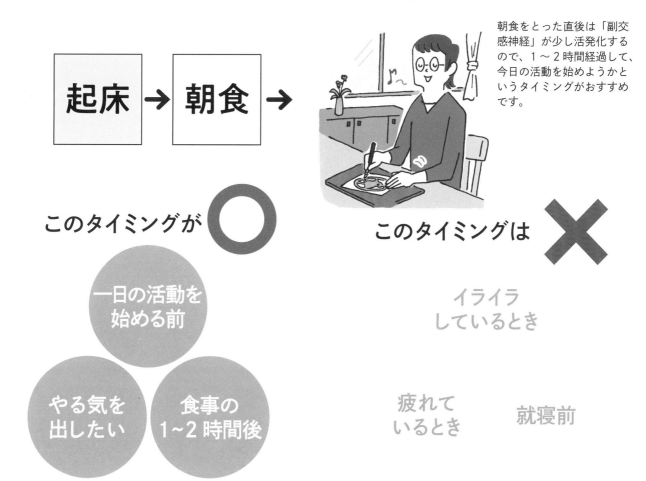

起床 → 朝食 →

朝食をとった直後は「副交感神経」が少し活発化するので、1〜2時間経過して、今日の活動を始めようかというタイミングがおすすめです。

このタイミングが ◯

一日の活動を始める前

やる気を出したい

食事の1〜2時間後

このタイミングは ✕

イライラしているとき

疲れているとき

就寝前

どんな気持ちで切り絵をするのが効果的?

失敗などにこだわらず楽な気持ちで

自律神経をバランスよく整えるには、ほどよく集中した状態が理想的です。「上手に切る」ことや「芸術的に切る」ことにこだわる必要はありません。集中することを意識しすぎたり、完成度を気にしすぎたりして、イライラしてしまうのは逆効果。楽しく作業し、満足感を得て気持ちよく終わらせることが大切です。仕上がったときの達成感が得られるように、「今日はここを気をつけて切ろう」と、自分に課題を与えて、それをクリアしてみましょう。

根を詰めて疲れないようにすることがポイント!

失敗してもOK! 気持ちよく切り出す

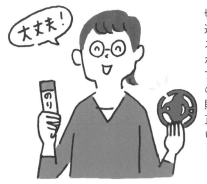

切る場所を間違えても大丈夫。スピードや仕上がりにこだわらず、「失敗しても、のりやテープで貼りつければ修正できる!」ぐらいの気持ちで切り出しましょう。

自然の音を流しながら 穏やかな気持ちで

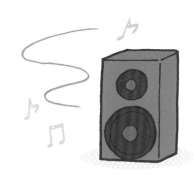

気持ちを落ち着かせるために、ゆったりしたBGMをかけながら切り絵をするのもいいでしょう。せせらぎの音や鳥の鳴き声などは、とくに心をリラックスさせてくれます。

「ながら作業」は 集中を妨げるのでNG!

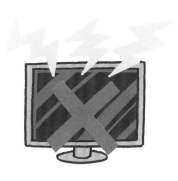

TVを見ながらなど、意識が散漫になるような「ながら作業」は、刺激が多すぎてほどよい集中(=ほどよいストレス)を妨げることになります。

休憩をはさみつつ 気持ちよく作業する

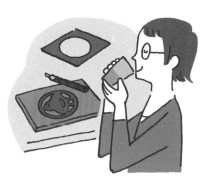

疲れすぎないことが大切です。作業に疲れを感じたら、ゆっくり休憩するようにしましょう。作業を始める前に、気持ちよく作業できる環境を整えてから始めましょう。

切った後はどうすればいい?

作品を飾ったりプレゼントしたりするのもおすすめ

作品を切り出したときに達成感があり、「またやりたい」と思えることが大切です。作品のいい部分に目を向けると脳内に多幸感が得られる神経伝達物質、ドーパミンが増え、やる気もみなぎってきます。

切り出した作品をインテリア雑貨として飾ったりするとなおいいでしょう。飾ってみたい!　プレゼントしたい!　という気持ちが、心と体にしあわせ感と健康をもたらしてくれます。

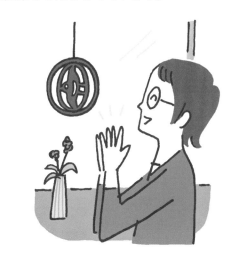

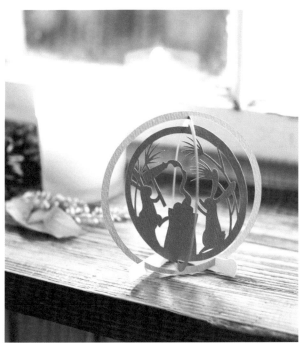

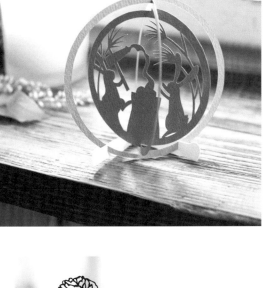

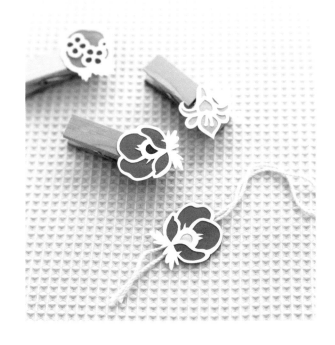

コースター3種

level ★☆☆☆☆

切り絵は初めて、という方におすすめの
伝統の和柄コースターです。

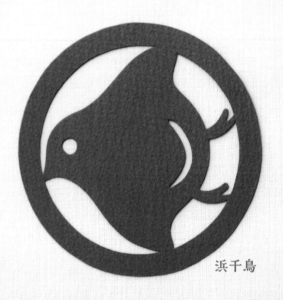

浜千鳥

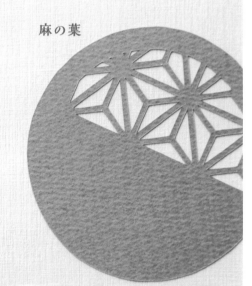

麻の葉

point!

直線、曲線、丸形の単純な絵柄
は、切り絵初心者やウォーミン
グアップにぴったりです。

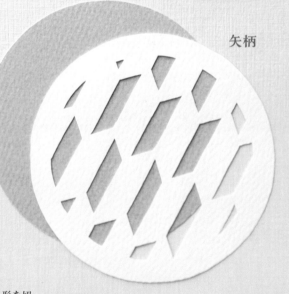

矢柄

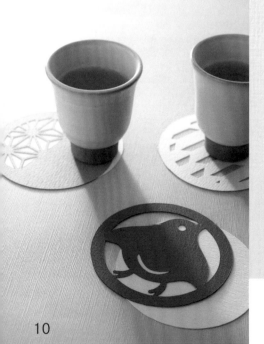

arrange!

切り絵と同じ大きさの丸形を切
り出して合わせると、こんなふ
うにコースターとしても楽しめ
ます。ほかに、メッセージカー
ドとしても使えそう。

図案P.91、P.93

10

アニマルインデックス

level ★☆☆☆☆

子どもっぽくなりそうな動物モチーフですが
切り絵なら、大人っぽい印象になります。

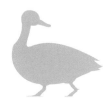

赤ちゃんを2羽つくったら、親
子のカルガモになりました。

arrange !

ファイルのインデックスにした
り、アルバムのメモにしたり
…下部の帯状の部分をとれば、
ウォールデコとして使っても楽
しいです。

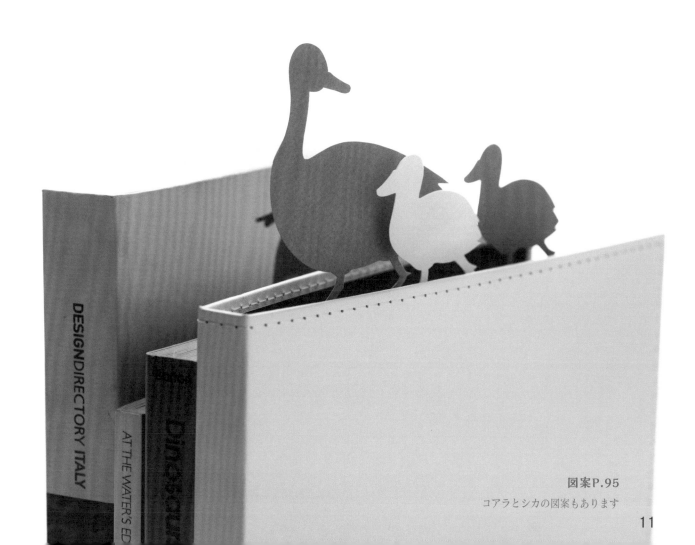

図案P.95
コアラとシカの図案もあります

ダイヤモンドのランプシェード

ダイヤモンドのような形をしたかわいいランプシェード。
桜の花びらからもれた光が、まわりをやさしく照らします。

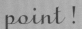

point !

ダイヤモンドの下部分をカットしたような
展開図の図案を、軽く折り筋をつけてから
しっかり折るときれいにできあがります。
＊中に入れるLEDライトは、P.39の図
案の大きさに合わせて選びましょう、
＊紙製なので、過熱に注意してください。
LEDライト以外のものは使用しないよう
にしましょう。

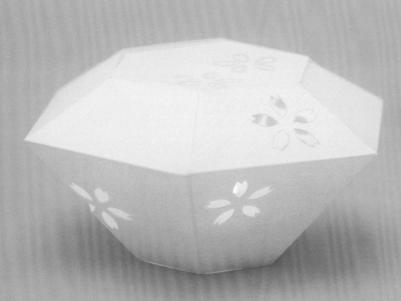

傾けて置くとアートっぽい
オブジェにもなります。

図案・組み立て方P.39

フラワーベース

level ★★☆☆☆

植物の葉や茎をイメージした切り絵。
フェイクフラワーや季節の小花を
一輪挿すだけで四季を身近に感じられます。

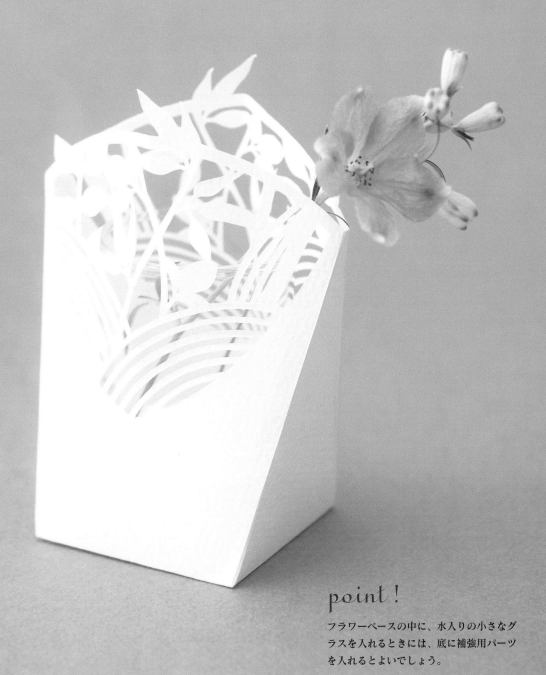

point！

フラワーベースの中に、水入りの小さなグ
ラスを入れるときには、底に補強用パーツ
を入れるとよいでしょう。

図案・組み立て方P.79

ミニフラワー3種

level ★★☆☆☆

飾り気のないウッドピンチやリボンを、
かわいい花々で愛おしく。

図案・作り方P.93

arrange!

裏にひもやリボンを貼って
チャームやブックマークにした
り、冷蔵庫やボードにマグネッ
トで貼って飾っても。

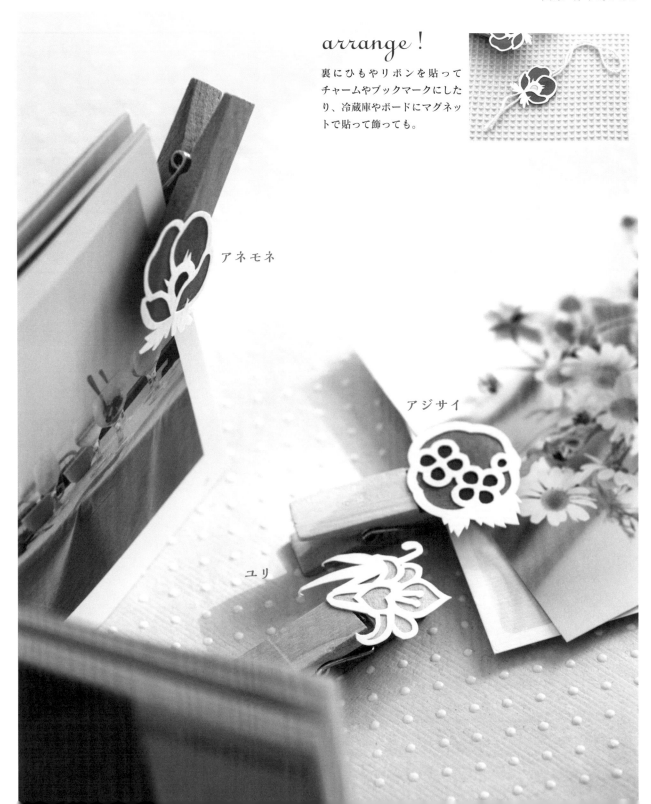

アネモネ

アジサイ

ユリ

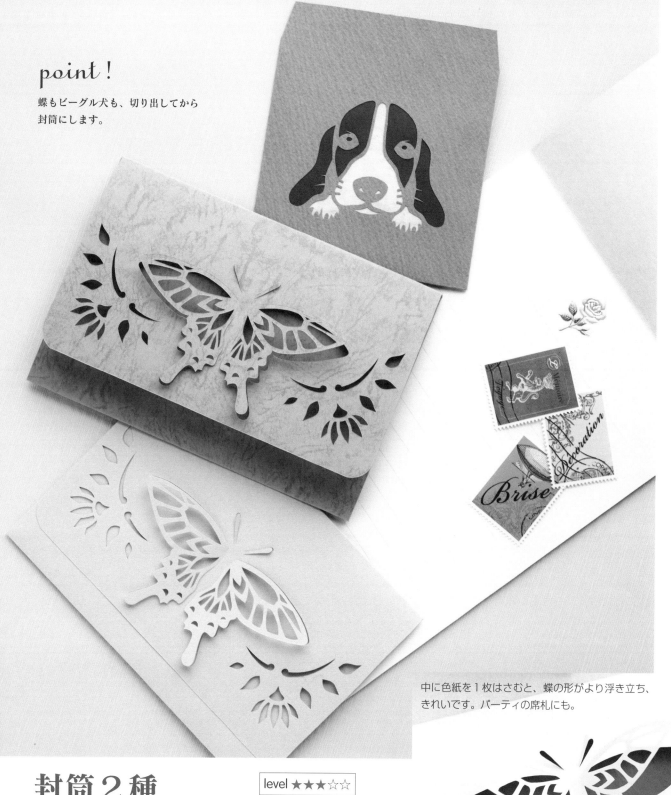

point !

蝶もビーグル犬も、切り出してから
封筒にします。

中に色紙を1枚はさむと、蝶の形がより浮き立ち、
きれいです。パーティの席札にも。

封筒2種

level ★★★☆☆

飛び立とうとしている蝶やビーグル犬の模様を
切り絵で表現。背景の色もデザインになります。

図案・組み立て方P.35、P.101

15

森のいきものモビール

level ★★★☆☆

森のいきものたちのモビールを眺めていると
風に揺れるたびに自然を感じます。

point！

動物は、しっぽや顔など、特徴的な部分だけ切り込んでシンプルにしました。

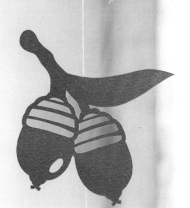

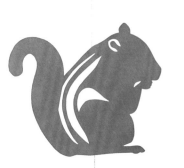

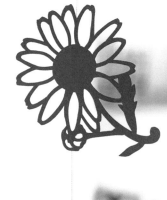

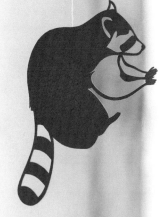

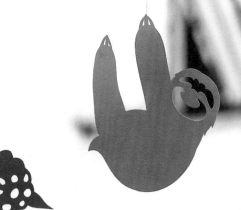

上から順番に
傘、ドングリ、キク、リス、
アライグマ、ナマケモノ、
キイチゴ

図案P.97、P.99

キリンとペンギンの図案もありますP.99
白雪姫のモビールの図案もありますP.83

ピアススタンド

level ★★★☆

立体の切り絵に、
小さなピアスをかけておくだけで
ちょっとしたオブジェに。

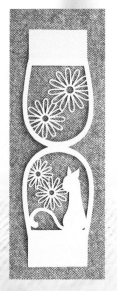

point !

細かい花の部分にピアスなど、
軽めのアクセサリーをかけてみ
ましょう。

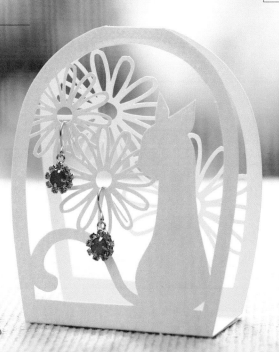

図案・組み立て方P.37

LED ライトシェード

level ★★☆☆

切り絵をライトシェードに見立てて灯籠をイメージしました。
モチーフは打ち上げ花火です。

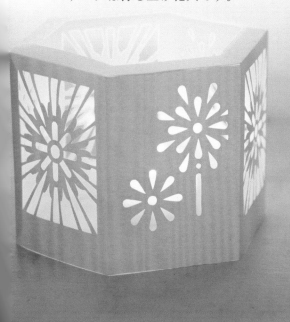

花火は、直線、丸、雨だれなど
シンプルな形で構成されている
ので初心者にもおすすめ。

point !

＊中に入れる LED ライトは、
P.57、P.59 の図案の大きさに合
わせて選びましょう、
＊紙製なので、ライトによる過熱
に注意してください。
LED ライト以外のものは使用し
ないようにしましょう。

図案・組み立て方P.57、P.59

17

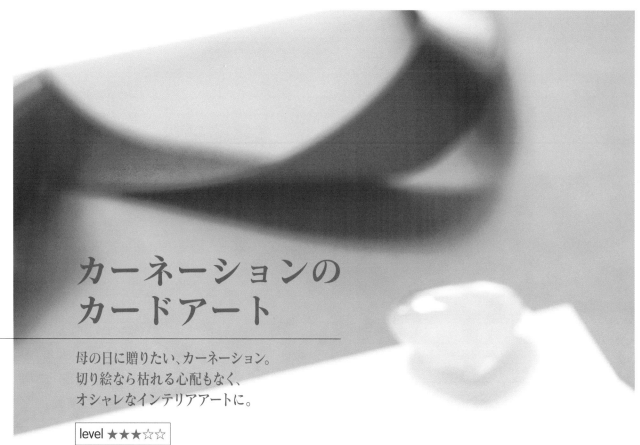

カーネーションの
カードアート

母の日に贈りたい、カーネーション。
切り絵なら枯れる心配もなく、
オシャレなインテリアアートに。

level ★★★☆☆

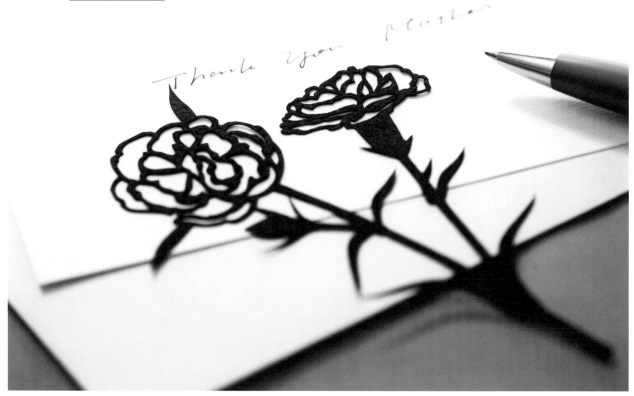

図案 P.55

バラ・ツバキ・コスモスの図案もあります P.53

月夜のウサギ

「中秋の名月」の切り絵。
ウサギの餅つきと満月のような
円がとても幻想的です。

level ★★★★☆

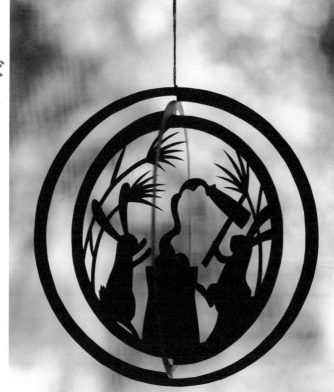

point !

3つの円が交差するように折る
と、立体的になります。ひもを
つけると吊すタイプにも。

arrange !

切り絵をとめ台に置いても楽し
めます。

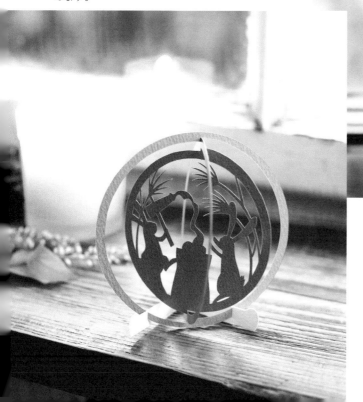

図案 P.103

桜と春告げ鳥のインテリアアート

2色使いの桜は、ほんのりとしたピンク色のグラデーションでやさしい雰囲気に。

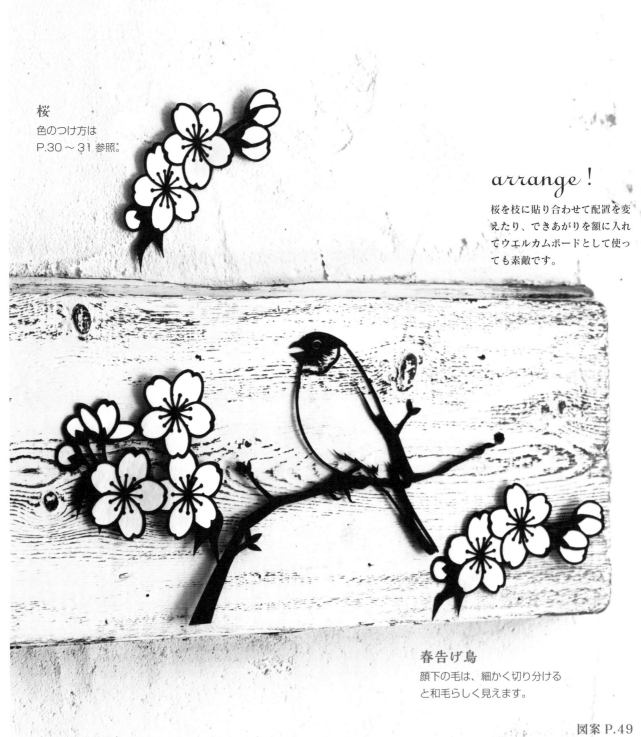

桜
色のつけ方は
P.30〜31参照。

arrange !

桜を枝に貼り合わせて配置を変
えたり、できあがりを額に入れ
てウエルカムボードとして使っ
ても素敵です。

春告げ鳥
顔下の毛は、細かく切り分ける
と和毛らしく見えます。

図案 P.49
マッチ売りの少女 ウォールアートの図案もあります P.87
ランプとテーブルの図案もあります P.89

花たちのインテリアリース

level ★★★★★

ガラス窓に貼ると、まるでステンドグラスのよう。
ヒマワリ、キキョウなど季節の草花でおもてなし。

キキョウ
色づけは、濃淡を変えるだけで
立体感が出ます。P.30〜31 参照。

ヒマワリ

arrange !

紙の色をインテリアの色などに
合わせると素敵です。モビール
にしてもいいですね。

葉

図案 P.51
アジサイ・モンステラ・
イチョウ・モミジの
図案もあります
P.55、P.103

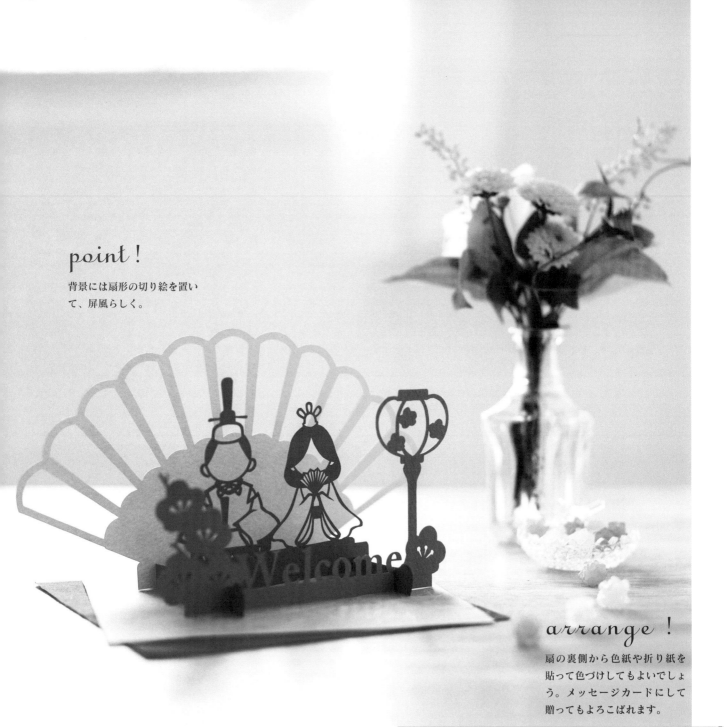

point !

背景には扇形の切り絵を置いて、屏風らしく。

arrange !

扇の裏側から色紙や折り紙を貼って色づけしてもよいでしょう。メッセージカードにして贈ってもよろこばれます。

ひなまつり
ウエルカムボード

level ★★★☆☆

3つのパーツを組み合わせた
お祝いのウエルカムボード。
玄関やテーブルの上に飾りましょう。

図案・組み立て方 P.43、P.45

お正月飾り・鯉のぼり・金魚すくい・
うちわの図案もあります P.41、P.73、P.75

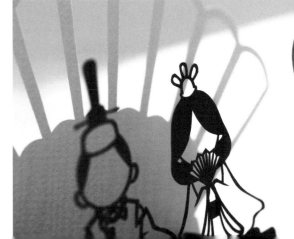

揺れるメッセージカード

カードを開くと、モビール状の金魚がゆらゆらと揺れる
遊び心のあるメッセージカードです。

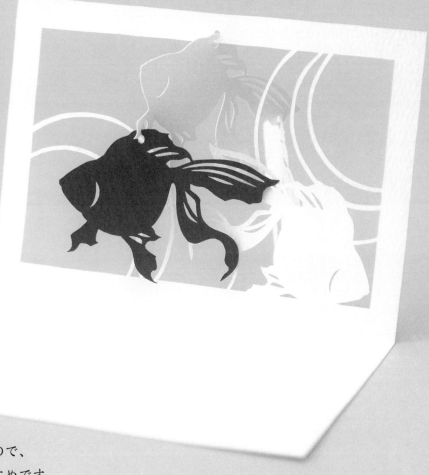

point !

3枚の金魚をバランスよく合
わせるのがポイント。
1匹だけ色を変えているのが
ポイント。

開いて飾ることができるので、
インテリアとしてもおすすめです。

図案・組み立て方 P.47、P.69、P.71

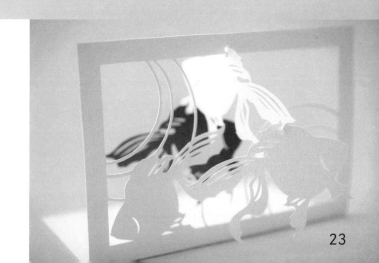

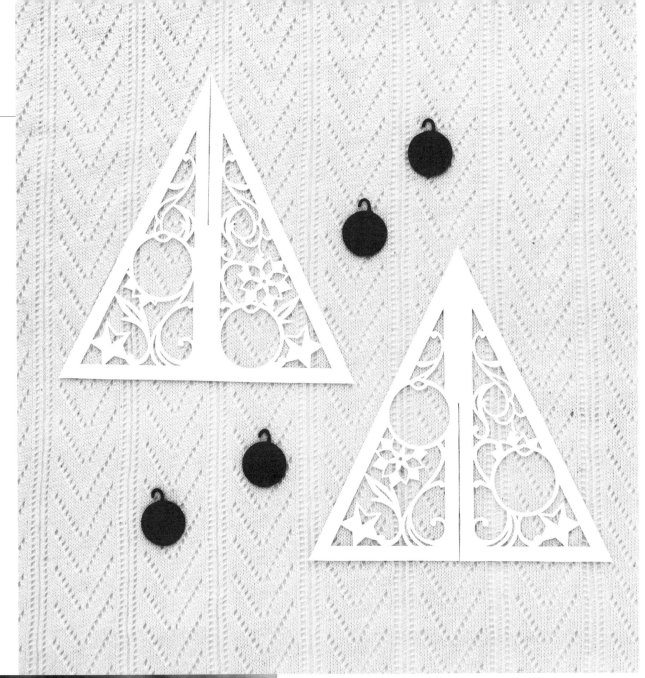

クリスマスツリー

もともと平面の切り絵を
立体にしたくて考えた、アイデアツリー。
ゆらゆらと揺れる赤いボールの切り紙がアクセントに。

level ★★☆☆☆

図案・組み立て方P.47、P.61

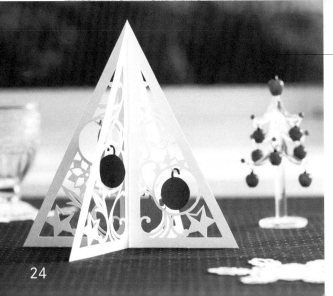

クリスマスオーナメント

紙製のオーナメントに両面テープなどをつけ、
クリスマスツリーや窓に気軽に貼れるのも楽しいですね。

level ★★★☆☆

arrange !

ひもやリボンをつけて壁などに
吊したり、プレゼントのラッピ
ングタグにしてもかわいいで
す。

雪の結晶 B

雪の結晶 C

リボンのブーツ

サンタクロース

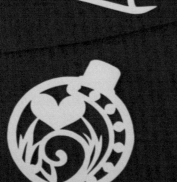

装飾ボール

走るトナカイ

図案P.63、P.65
初心者向けの雪の結晶A、
ハートのオーナメントや
雪の女王のリースの
図案もありますP.47、P.67

25

図案P.77
海のペーパークリップの
図案もありますP.89

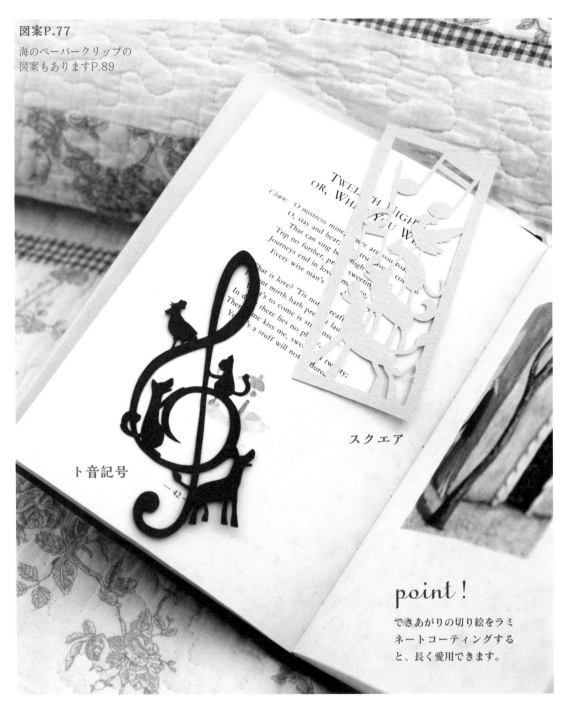

ト音記号

スクエア

point !

できあがりの切り絵をラミ
ネートコーティングする
と、長く愛用できます。

ブレーメンの音楽隊
ブックマーク2種

level ★★★☆☆

こんな楽しいブックマークがあると、本がもっと好きになれそう。
お気に入りの本にはさんでみては。

はじめに知っておきたい
切り絵の基本

ここからは、切り絵の
技法についてご説明いたします。

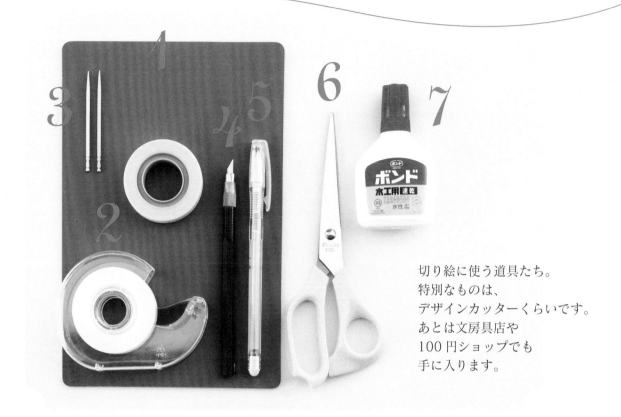

切り絵に使う道具たち。
特別なものは、
デザインカッターくらいです。
あとは文房具店や
100円ショップでも
手に入ります。

1.カッティングマット

デザインカッターを使うときの必需品。デザインカッターは刃が鋭いので、必ずマットの上で作業してください。

2.マスキングテープ・セロハンテープ

本書のように、そのまま切れる図案ではなく、別の画用紙で切り絵を作るときに使用します。P.33 参照。
粘着が強すぎるとはがすときに紙が破れることがあるので、はがしやすく、かつしっかりととめられるものを選びましょう。

3.楊枝

切り絵に色紙や折り紙を貼りつけるときに使います（P.30 ～ 31 参照）。

4. デザインカッター

普通のカッターナイフでも切れますが、デザインカッターがおすすめです。デザインカッターは、普通のカッターナイフよりも刃が細くとがっていて、持ち手部分が鉛筆やボールペンのように細くなっているので、細かい部分もきれいに切ることができます。刃先の角度は30 度くらいがいいでしょう。持ち方は P.28 参照ください。

5.ペン/0.3mm程度

別の画用紙で切り絵を作りたいときは滑らかで消えにくいペンとトレーシングペーパーを用意します。P.33 参照。

6.はさみ

図案のまわりを切るときに使います。扱いやすくて切れ味のいいものを選びましょう。

7.木工用接着剤（のり）

できあがりの切り絵をのりづけするときに使います。細かい部分が破れないように、しっかりととめられるボンドがおすすめです。

デザインカッターの使い方

※下の写真では、図案の原案を色紙の上に貼り、切り絵をしていますが、本誌 P.33 〜 104 の図案は、コピーをせずに、そのまま用紙を切り出せば切り絵になります。

デザインカッターの持ち方

柄が丸いかそれに近い形状なので、鉛筆やボールペンのように持ちます。

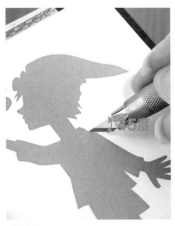

直線を切るとき
カッターを紙に対して 45 度くらいになるように持ち、切っていきましょう。

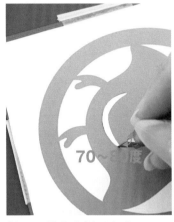

細かい部分を切るとき
カッターを紙に対して 70 〜 80 度くらいになるように立てて持ち、切っていきましょう。

図案を回しながら切っていく

これはカッター使いで一番重要なポイントです。図案は、カッターを持つ手首を回して切るのではなく、作品となる図案のほうを、こまめに動かしながら切ってください。カッターを持つ手は大きく動かさないようにしましょう。

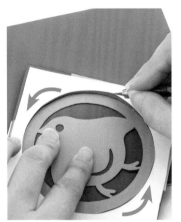

**カッターの位置は
いつも同じところで**
カッターを持つ手はいつも一定にしておきましょう。右利きの方なら右手前に。左利きの方なら左手前に向けて刃を動かします。

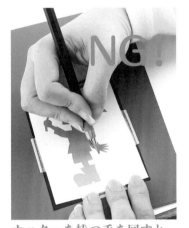

**カッターを持つ手を回すと
失敗のもと！**
カッターを持つ手を回すと、力が均等に入らず、きれいに切れないこともあるので注意しましょう。

初心者には少し難しいポイントをご紹介します。
コツをつかめば簡単です！

切る順番

細かい部分から始めます

一番最初に広い範囲（比較的簡単な部分）から
切ってしまうと、細かい部分を切るときに手で
押さえるところがなくなってしまうので、細か
い部分から切り始めましょう。また、中側と外
側からでは、中側から切るようにします。理由
は同じく、先に外側を切ってしまうと指で押さ
えるスペースがなくなってしまい、切るときに
紙が破れてしまうおそれがあるからです。

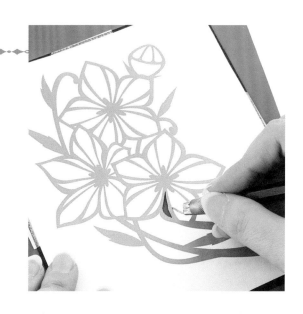

細かい部分を切るコツ

カーブや丸形、角の部分を切るときのコツ

ちょっとしたテクニックを
知っておくと、より仕上がり
がきれいになります。

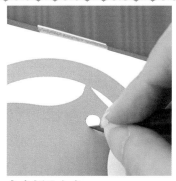

丸を切るとき
カッターをこまめに抜き差し、点
をつなぐ要領で切るときれいに仕
上がります。

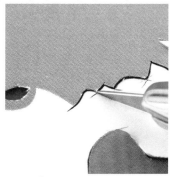

カーブや角を切るとき
1回で切るのではなく、図案に合
わせて短い切り線を重ねていきま
す。このとき、切る線は図案の線
よりも長めに。

くぼんだ部分を切るコツ

刃先を使って
しっかり切り落とす

くぼんだ部分を切るときは、
図案を最後まで刃先できちん
と切り落とすことが大切で
す。切り残したまま手で引っ
ぱってしまうと、途中で切れ
てしまうこともあります。

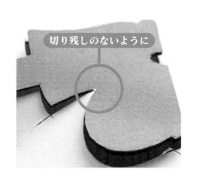

切り残しのないように

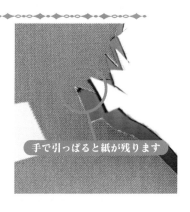

手で引っぱると紙が残ります

色紙や折り紙を使って背景色をつける方法

できあがった切り絵に、
色紙や折り紙を合わせると華やかになります。

※下の説明は、本誌 P.51 で色紙に印刷している図案の原案を使って説明しています。

1 色紙や折り紙を貼りつけます

背景色をつけたい図案をコピーします。図案よりも少し大きい色紙または折り紙を用意します。それを、図案の裏にセロハンテープで固定します。

point !
図案の裏側に貼ります。片面印刷の折り紙を使う場合は、裏（白地）が上になるように貼りましょう。

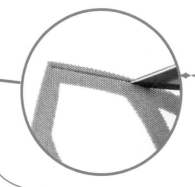

2 図案の内側を切ります

1を裏返し、色を入れたい箇所の輪郭を切るようにします。図案通りに切ってしまうと、色紙や折り紙を貼ったときに輪郭からはみ出してしまうので、線の少し内側を切るようにするといいでしょう。

point !
刃先がカッティングマットに当たっているのを確認しながら、切りましょう。

3

背景色のできあがり

ほかの部分も同じように
色紙や折り紙を切り出しましょう。

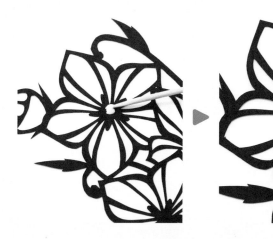

4

裏側にのりをつけます

切り絵を裏返し、色をつけたい箇所にのりをつけます。
3で切り出した色紙や折り紙が輪郭に合うように、中心を合わせて貼ります。

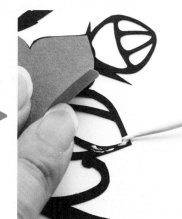

point !

のりをたくさんつけると、表にのりが出てしまうので、楊枝などを使って少量を延ばすようにします。

5

色紙や折り紙を貼り合わせます

真ん中を固定したら、細部貼っていきます。同じように、楊枝でのりをつけましょう。

6

できあがり

色紙や折り紙を全体に貼ったら、少し押さえてから裏返します。

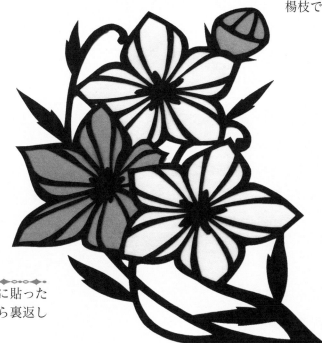

こんな失敗にもあわてないで

切り絵には失敗はつきもの！でも大丈夫です。切り絵は意外と補修がききます。

絵柄が切れてしまった！

作品が破れたり、誤って切ってしまったら、あわてずに、裏からのりをつけて補修しましょう。

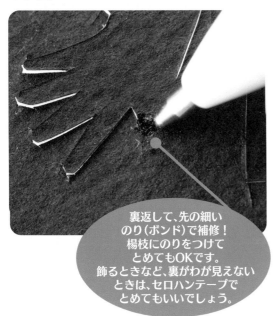

裏返して、先の細いのり（ボンド）で補修！楊枝にのりをつけてとめてもOKです。飾るときなど、裏がわが見えないときは、セロハンテープでとめてもいいでしょう。

間違えて違う線を切ってしまった！

図案通りに切れなくても大丈夫。多少図案と違ってしまっても気にすることはありません。

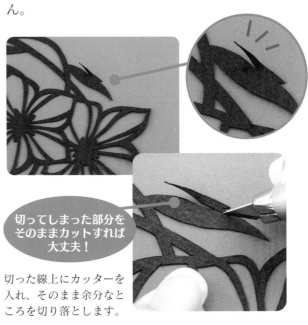

切ってしまった部分をそのままカットすれば大丈夫！

切った線上にカッターを入れ、そのまま余分なところを切り落とします。

自律神経がみるみる整う
大人の切り絵
日本の四季

2021年12月28日　第1刷発行

作	朝弘 華代
監修	有田 秀穂
発行人	中村 公則
編集人	滝口 勝弘
編集担当	中村 絵理子
発行所	株式会社　学研プラス
	〒141-8415　東京都品川区西五反田2-11-8
印刷所	大日本印刷株式会社

STAFF

イラスト（P2〜9）伊藤 和人
写真　横田 公人
デザイン　NikoWorks　舛沢 正子（カバーデザイン原案）
制作協力　NikoWorks　藤城 明子（ポルタ）

●この本に関する各種お問い合わせ先
本の内容については、下記サイトのお問い合わせフォームよりお願いします。
　https://gakken-plus.co.jp/contact/
在庫については　　Tel 03-6431-1250（販売部）
不良品（落丁、乱丁）については　　Tel 0570-000577
　学研業務センター　〒354-0045 埼玉県入間郡三芳町上富279-1
上記以外のお問い合わせは　　Tel 0570-056-710（学研グループ総合案内）

学研の書籍・雑誌についての新刊情報・詳細情報は、下記をご覧ください。
学研出版サイト　　https://hon.gakken.jp/

※本書は『大人かわいい初めての切り絵』『美しい立体切り絵』（いずれも学研プラス刊）を再編集したものです。

Original Paper Pattern Collection

オリジナル図案集

この「オリジナル図案」は、作者の切り絵作品を色紙に転写することなく、
そのまま切り絵を楽しめるようにしたものです。
P.10〜26で掲載している写真以外にも、おまけの図案を用意しました。
掲載している写真と色が異なる場合がありますが、
写真と同じ色で作りたい場合は、下記を参考にしてください。
また、図案は色紙に合わせて配置していますので、順不同です。

●他の色紙で作りたい場合●
用意するものはP.27を参照ください。
追加でトレーシングペーパーをご用意ください。

1. 作りたい図案にトレーシングペーパを乗せ、
   ペンなどで図案をうつす。
2. 1を作業しやすい大きさに切って、
   お好みの色紙に乗せ、セロハンテープや
   マスキングテープで固定する
   （P.28、P.29参照）。
3. 2でうつした線をデザインカッターで切る。

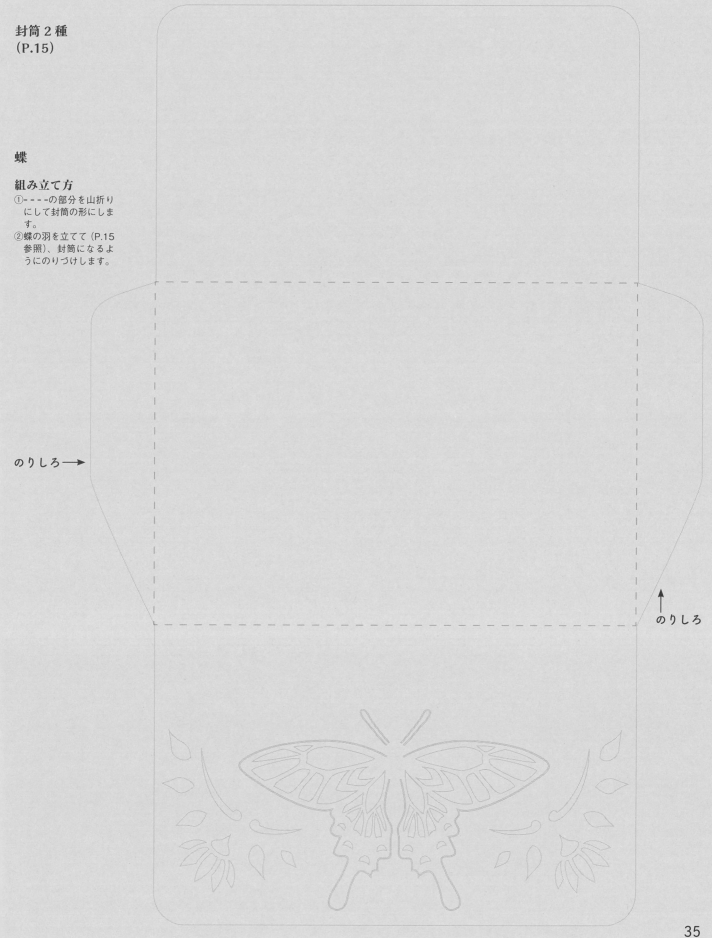

封筒2種
（P.15）

蝶

組み立て方
①----の部分を山折り
にして封筒の形にしま
す。
②蝶の羽を立てて（P.15
参照）、封筒になるよ
うにのりづけします。

のりしろ→

↑のりしろ

ピアススタンド（P.17）
はじめに細かい花びらの部分か
ら切り、次にネコのまわり、そ
のあと枠を切りましょう。

組み立て方
①切り絵を真ん中で２つ折りにし
　ます。
②底辺の----部分を山折りにし
　ます。底辺を重ね合わせ、のり
　でしっかり貼ります。
③のりが乾いたら立たせます。

← のりしろ

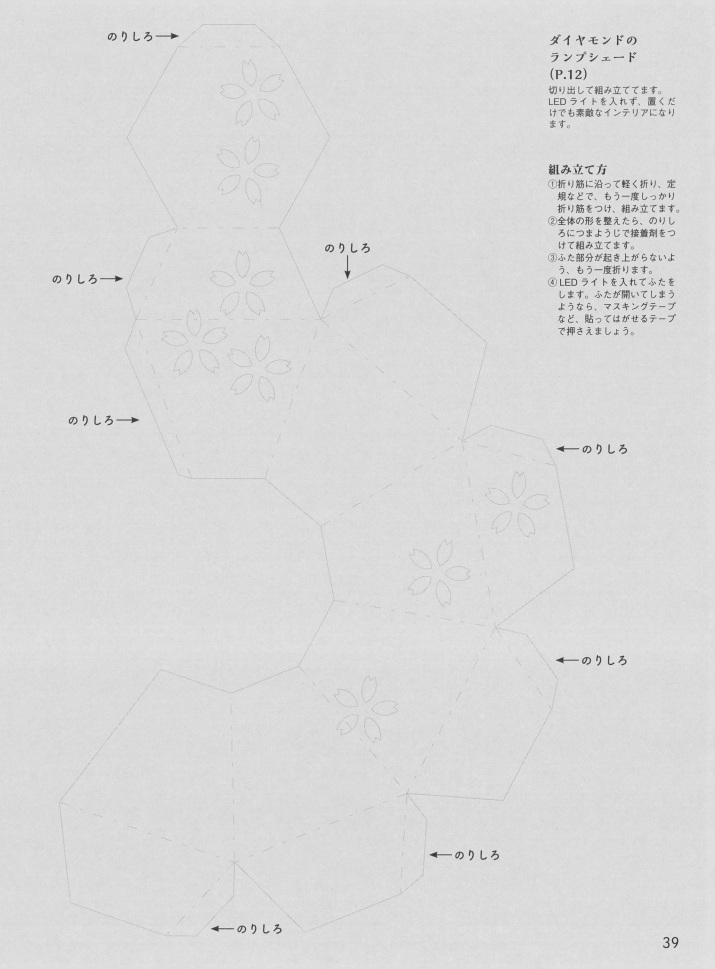

切り出して組み立ててます。
LED ライトを入れず、置くだ
けでも素敵なインテリアになり
ます。

組み立て方

①折り筋に沿って軽く折り、定
　規などで、もう一度しっかり
　折り筋をつけ、組み立てます。
②全体の形を整えたら、のりし
　ろにつまようじで接着剤をつ
　けて組み立てます。
③ふた部分が起き上がらないよ
　う、もう一度折ります。
④LED ライトを入れてふたを
　します。ふたが開いてしまう
　ようなら、マスキングテープ
　など、貼ってはがせるテープ
　で押さえましょう。

のりしろ→

→のりしろ

のりしろ→

のりしろ→

←のりしろ

←のりしろ

←のりしろ

←のりしろ

しめ縄

少し細かいので、デザインカッターの刃先を使いながらていねいに切りましょう。

羽子板

しめ縄と同様に、切り残す部分が細いので、ゆっくり切りましょう。難しいので、もし誤って作品を切ってしまったら、P.32 を参考にのりなどで補修してください。

鯛

ウロコや背ビレ、尾ビレなどの細かい部分から切り始めましょう。

ひなまつりウエルカムボード
(P.22)

お内裏様とお雛様
扇子や襟元など、細かい部分か
ら切っていきましょう。

とめ台2枚
お内裏様とお雛様の台紙とぼん
ぼりの台紙、扇の台紙をつなげ
るものです。

ぼんぼりと文字
文字や花の花芯など、細かい部分
から切り始めましょう。

Welcome

組み立て方
P.43、P.45 の図案通りに切り絵をつくります。
①とめ台 2 枚の真ん中に、お内裏様とお雛様をはめます。
②とめ台 2 枚の後ろ側に扇をはめます。
③ぼんぼりと文字をとめ台 2 枚の前の方にはめます。
④3 つの切り絵をきれいに整えます。

ひなまつりウエルカムボード
（P.22）

扇
扇の中から切り始めましょう。

揺れるメッセージカード（P.23）
金魚（赤）

ハートのオーナメント

ひもやリボンをつけて、オーナ
メントにしたり、カードやブッ
クマークにしてもかわいいで
しょう。AとBのハートをリボ
ンなどで結ぶと、2枚重ねの
カードにもなります。

ハートA

ハートB

クリスマスツリー(P.24)
揺れるボール

丸を切るときは、カッターを持
つ手を動かすのではなく、図案
を回して切ります。これを4枚
つくりましょう。

47

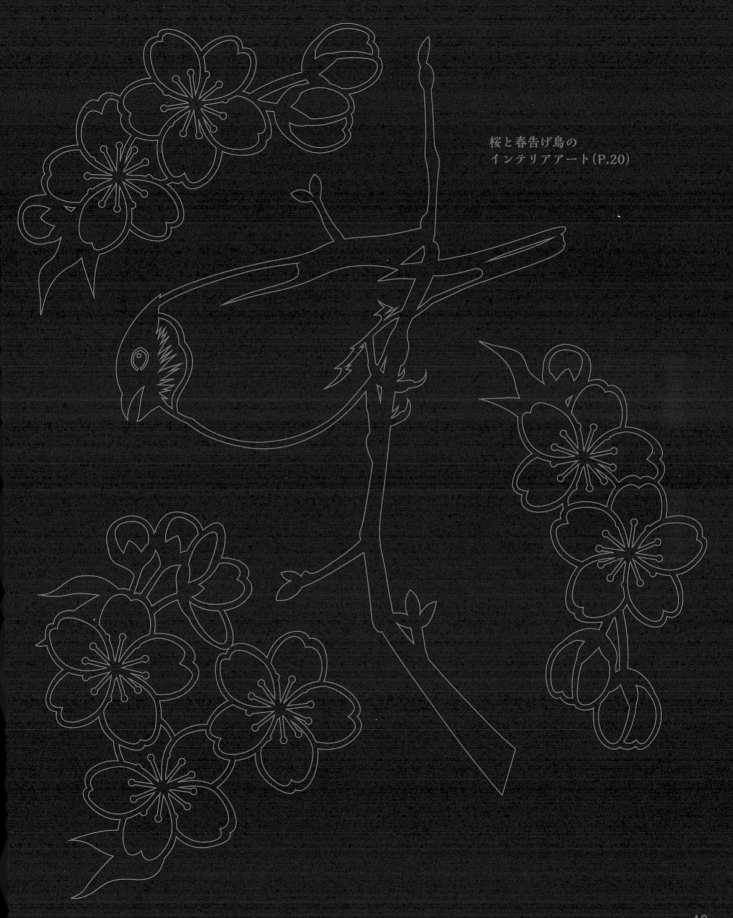

桜と春告げ鳥の
インテリアアート（P.20）

ヒマワリ

葉

キキョウ

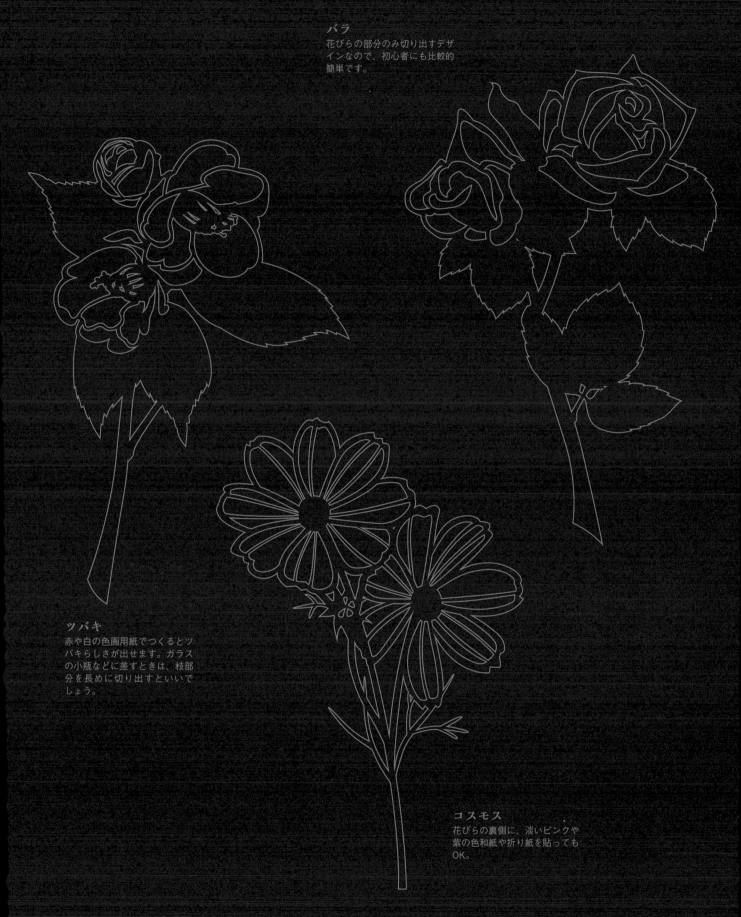

バラ
花びらの部分のみ切り出すデザインなので、初心者にも比較的簡単です。

ツバキ
赤や白の色画用紙でつくるとツバキらしさが出せます。ガラスの小瓶などに差すときは、枝部分を長めに切り出すといいでしょう。

コスモス
花びらの裏側に、淡いピンクや紫の色和紙や折り紙を貼ってもOK。

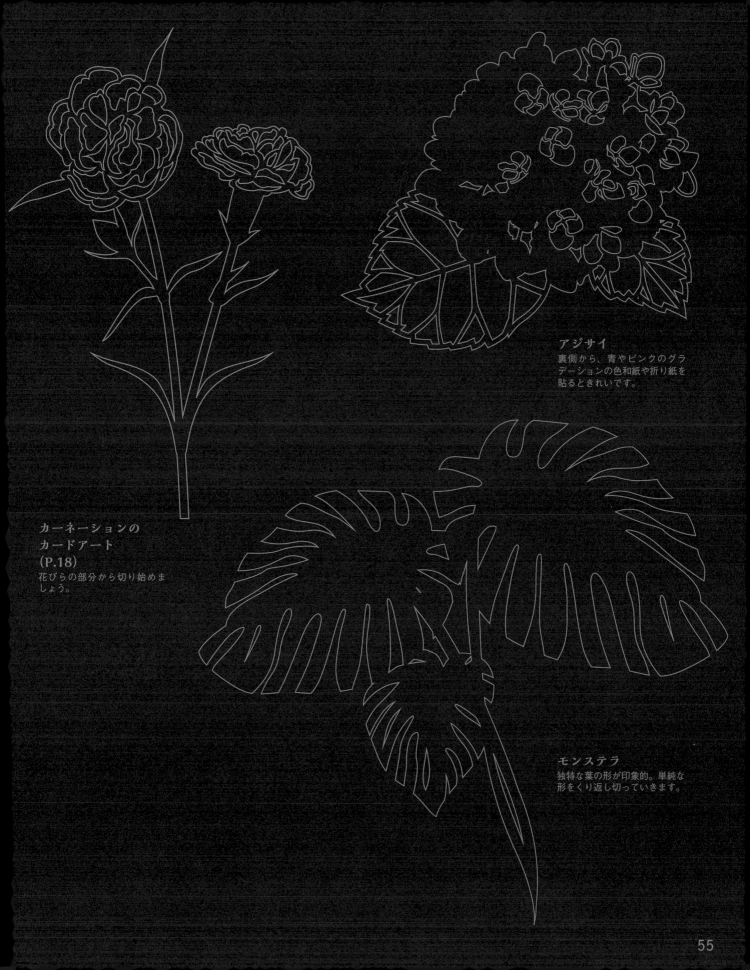

アジサイ

裏側から、青やピンクのグラ
デーションの色和紙や折り紙を
貼るときれいです。

カーネーションの
カードアート
（P.18）

花びらの部分から切り始めま
しょう。

モンステラ

独特な葉の形が印象的。単純な
形をくり返し切っていきます。

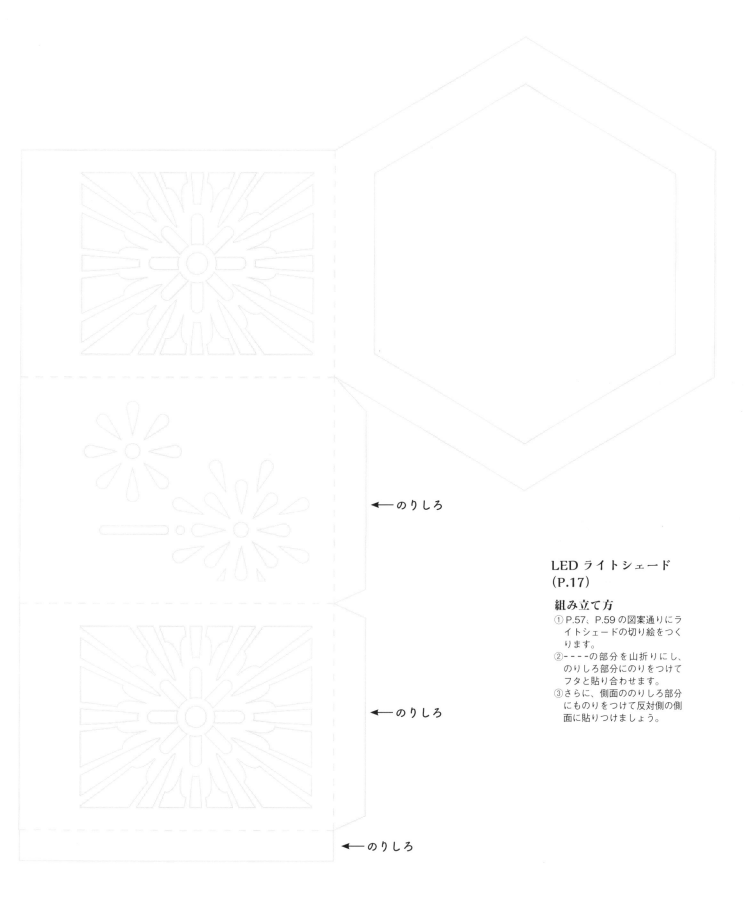

←のりしろ

←のりしろ

←のりしろ

LED ライトシェード
（P.17）

組み立て方
① P.57、P.59 の図案通りにライトシェードの切り絵をつくります。
② - - - - の部分を山折りにし、のりしろ部分にのりをつけてフタと貼り合わせます。
③ さらに、側面ののりしろ部分にものりをつけて反対側の側面に貼りつけましょう。

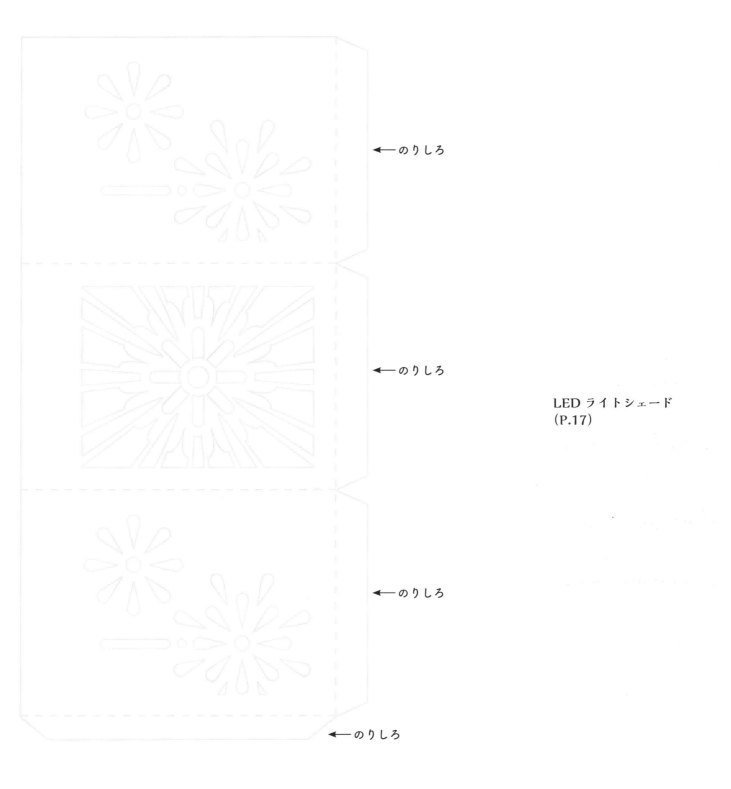

←──のりしろ

←──のりしろ

LED ライトシェード
（P.17）

←──のりしろ

←──のりしろ

組み立て方

① P.61 の切り絵2枚をぴったりとハマる
　 ように組み合わせ、4つの三角形の間
　 隔を同じくらいにあけてツリーを立た
　 せます。(P.24 参照)
② P.47 の揺れるボール切り絵を①にかけ
　 ます。

クリスマスツリー(P.24)
内側の細かい部分から切り始
めましょう。難しいので、も
し誤って作品を切ってしまっ
たら、P.32 を参考に補修し
てみましょう。

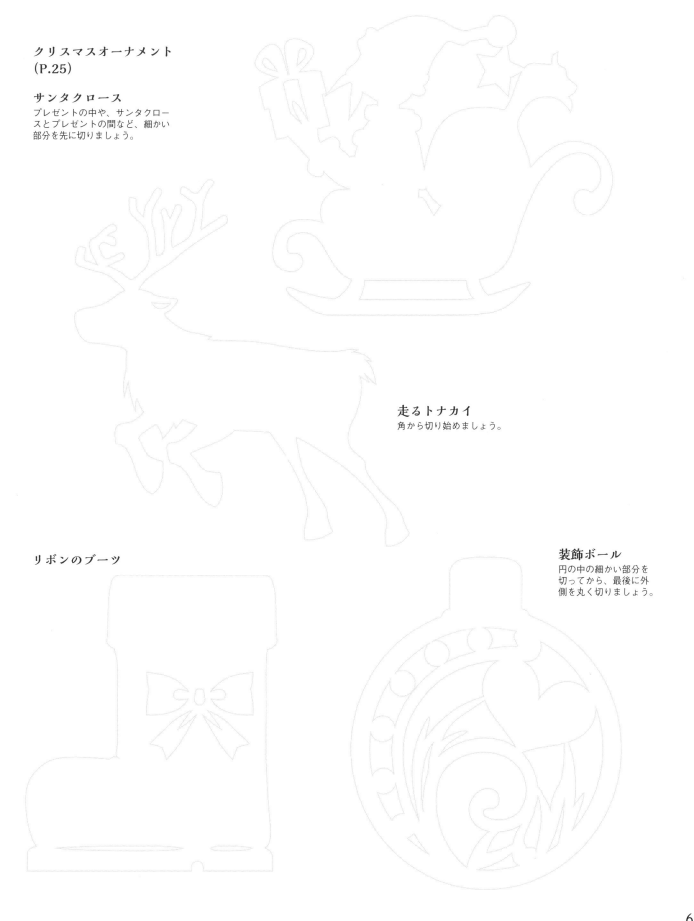

クリスマスオーナメント
（P.25）

サンタクロース
プレゼントの中や、サンタクロースとプレゼントの間など、細かい部分を先に切りましょう。

走るトナカイ
角から切り始めましょう。

リボンのブーツ

装飾ボール
円の中の細かい部分を切ってから、最後に外側を丸く切りましょう。

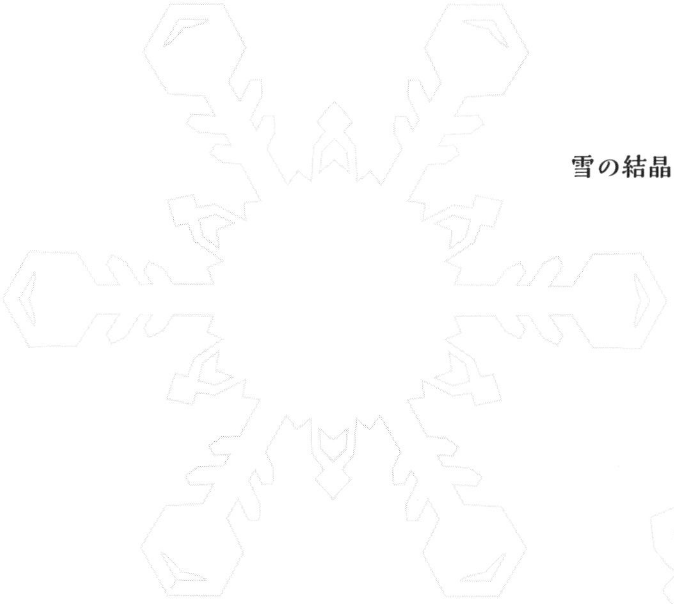

雪の結晶 A

雪の結晶 3 種
（P.25）
初心者は、雪の結晶 A を作っ
てから、B や C を作ってみま
しょう。レベルは、A → B → C
の順に上がります。

雪の結晶 B

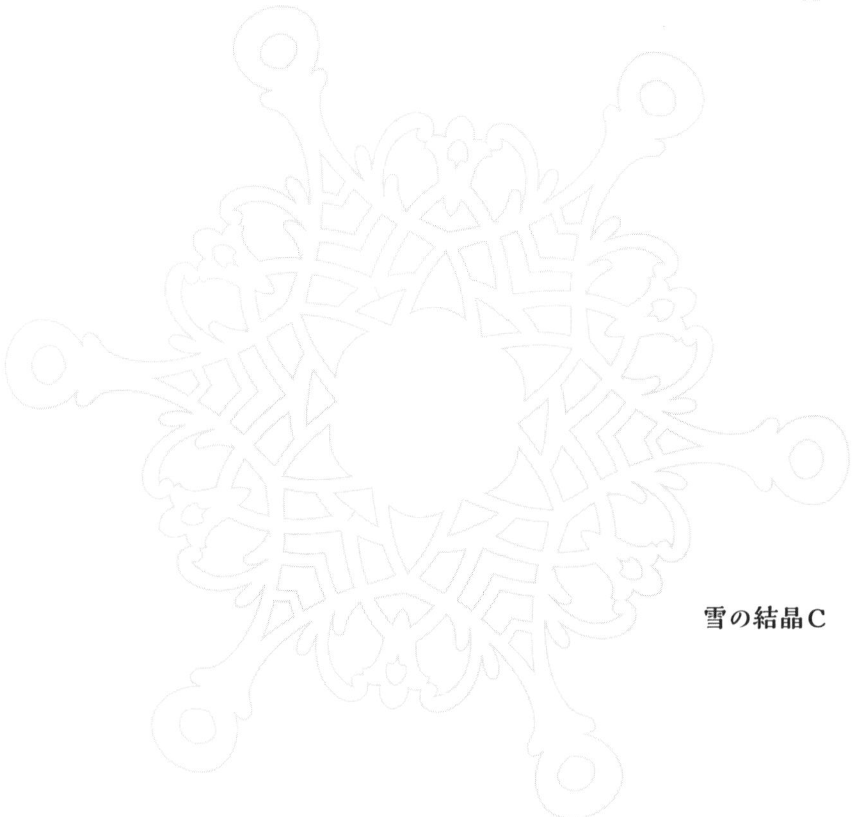

雪の結晶 C

雪の女王のリース

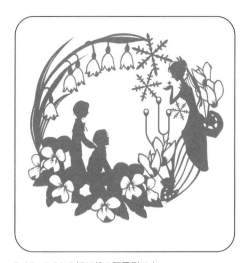

P.67、P.69 の切り絵の配置例です。

雪の女王
難しいなと思ったら、切りやす
い大きさに拡大して練習してみ
ましょう。P.33 参照

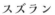

スズラン

67

-

子どもたち（雪の女王のリース）

横顔を切るコツは、P.29 の「細
かい部分を切るコツ」を参照。
P.67 の配置例を参考にして飾っ
てみましょう。

揺れるメッセージカード（P.23）
金魚（白）

背ビレ部分の丸の中を切り抜き、線に沿って切り込みを入れます。
P.23 を参照にして、切り込み部分をカード台紙と上の金魚の胸ビ
レ部分の丸にはめます。

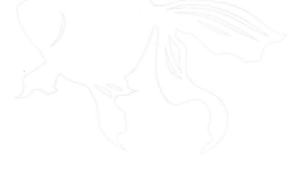

揺れるメッセージカード (P.23)
カード台紙
ピンクや黄色などの画用紙を使
うと、遊び心のある切り絵にな
ります。

鯉のぼり

目のまわりやひげから切り始めます。次に尾ビレの模様、そしてウロコへと切り進めましょう。

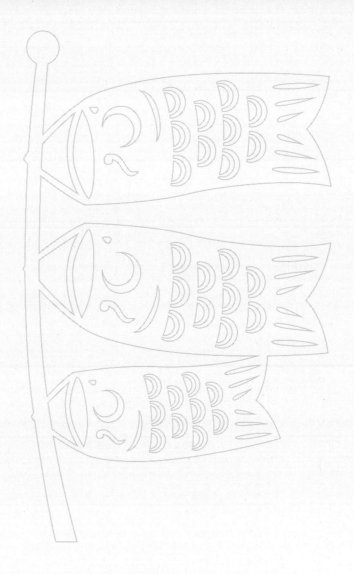

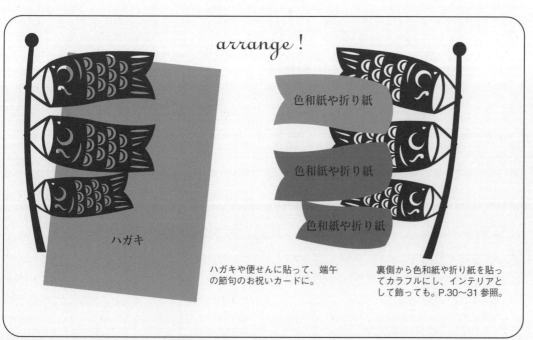

arrange！

色和紙や折り紙

色和紙や折り紙

色和紙や折り紙

ハガキ

ハガキや便せんに貼って、端午の節句のお祝いカードに。

裏側から色和紙や折り紙を貼ってカラフルにし、インテリアとして飾っても。P.30〜31 参照。

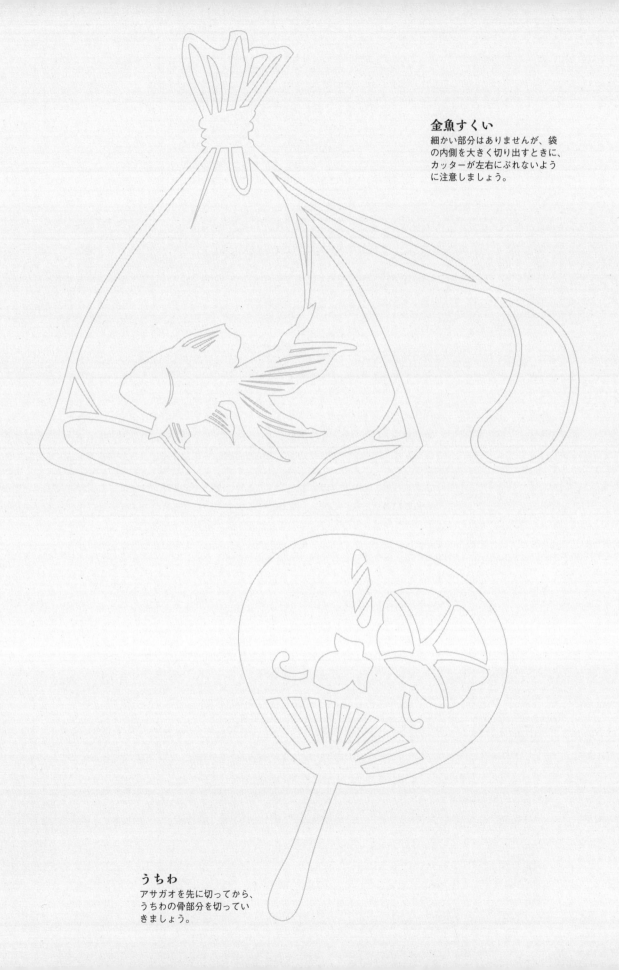

金魚すくい
細かい部分はありませんが、袋
の内側を大きく切り出すときに、
カッターが左右にぶれないよう
に注意しましょう。

うちわ
アサガオを先に切ってから、
うちわの骨部分を切ってい
きましょう。

ブレーメンの音楽隊
ブックマーク 2 種
(P.26)

ト音記号

ト音記号と動物の間の細かい部分は、カッターの刃を立てて切りましょう。

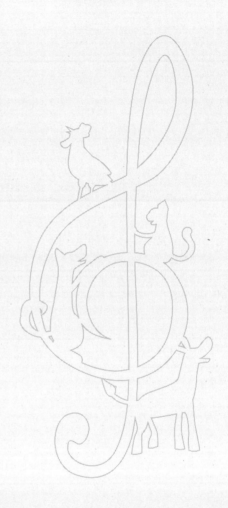

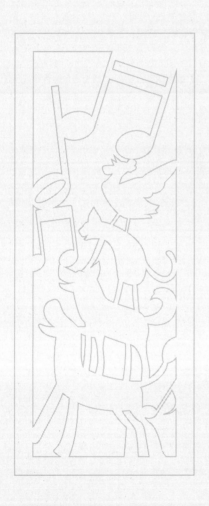

スクエア

内側の細かい部分から切っていきましょう。

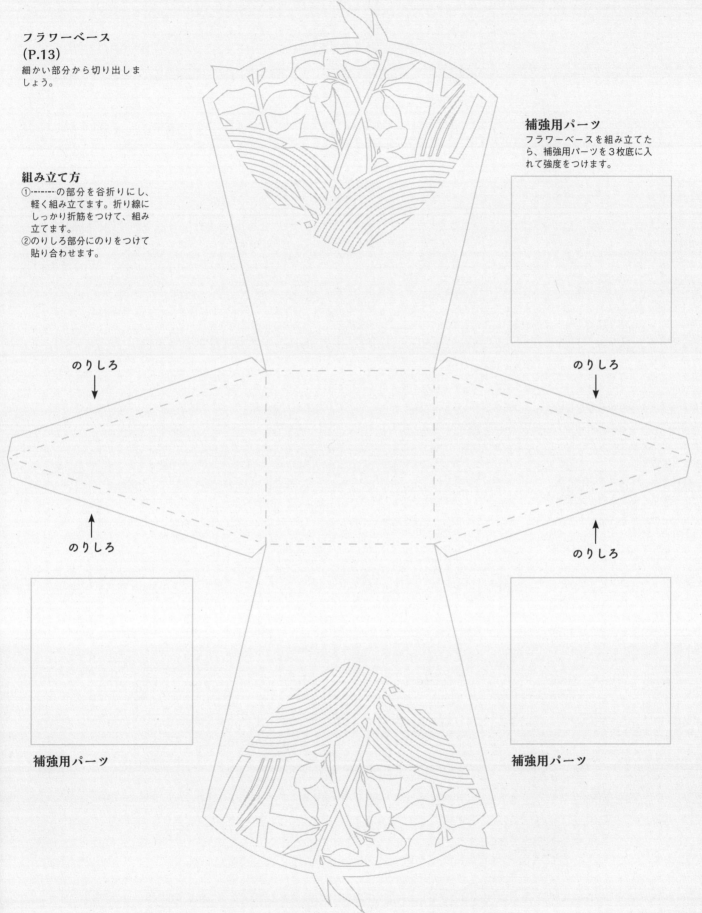

フラワーベース
（P.13）
細かい部分から切り出しま
しょう。

組み立て方
①------の部分を谷折りにし、
　軽く組み立てます。折り線に
　しっかり折筋をつけて、組み
　立てます。
②のりしろ部分にのりをつけて
　貼り合わせます。

補強用パーツ
フラワーベースを組み立てた
ら、補強用パーツを3枚底に入
れて強度をつけます。

のりしろ

のりしろ

のりしろ

のりしろ

補強用パーツ

補強用パーツ

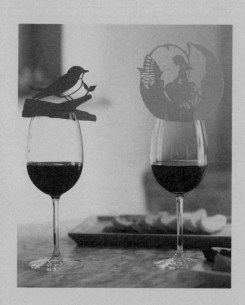

ツバメのグラスマーカー

足が細いので、この部分をとく
に注意しながら切ってください。
もし、誤って足を切ってしまっ
たら、P.32 を参考に補修して
ください。
グラスに差し込む部分は、カギ
型に切りましょう。

親指姫と蝶の
グラスマーカー

はじめに蝶の内側から切り、次
に親指姫の細かい部分を切りま
しょう。
グラスに差し込む部分は、カギ
型に切りましょう。

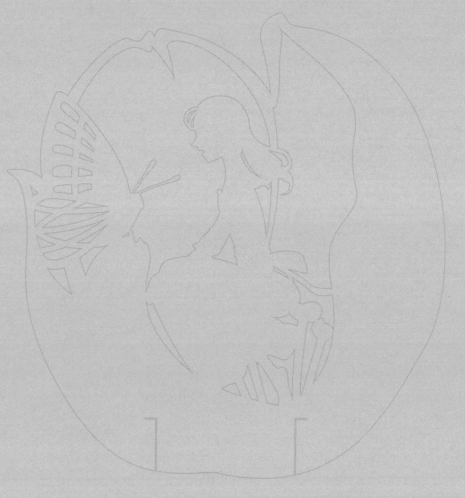

白雪姫のモビール

白雪姫の物語の登場人物の切り
絵を楽しみましょう。

組み立て方

①適当な長さの竹ひごを3本用意します。1本だけ
　長くしておき、これが、一番上にきます。

②この長い竹ひごに他の竹ひご2本をひもや毛糸を
　結びます。

③P.83、P.85の切り絵の真ん中に、セロハンテープ
　などでひもや毛糸を貼ます。結んでもOKです。

④それぞれの竹ひごのバランスをとりながら、③を
　つけましょう。

※モビールをつくるときは、吊しながらつなげてい
　くと上手くいきます。

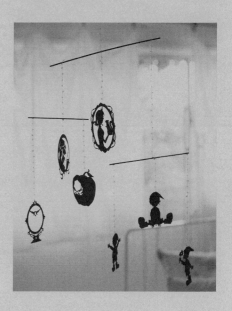

鏡の白雪姫

細かい部分から切り始めましょ
う。横顔を切るときは、P.29
の「細かい部分を切るコツ」を
参照。

毒のリンゴ

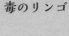

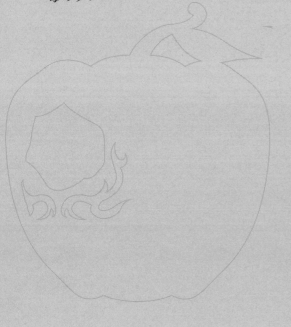

悪いおばあさん

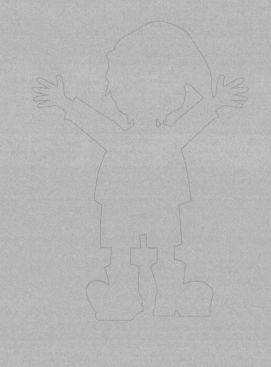

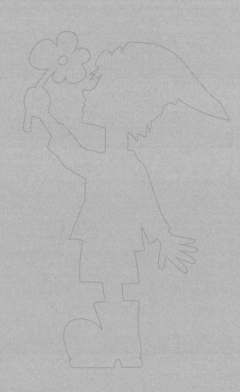

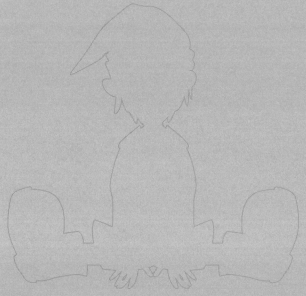

森のドワーフたち

横顔や指先などを切るときは、
P.29「細かい部分を切るコツ」
や「くぼんだ部分を切るコツ」
を参照。

魔法の鏡

マッチ売りの少女
ウォールアート
切り絵を壁に貼ったり、飾ったりして楽しみましょう。

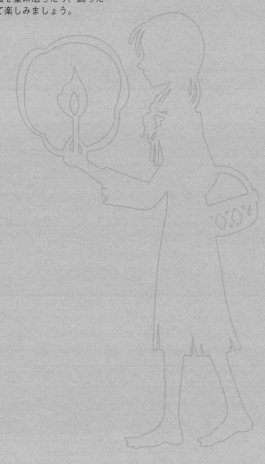

マッチのあかり

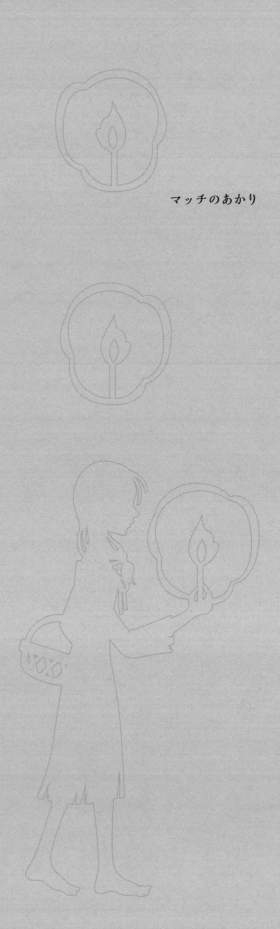

マッチ売りの少女
髪の毛や裾や袖口など、細かい部分から切り始めましょう。細かい部分を切るときは、ゆっくりでいいので、ていねいに作業しましょう。

海のペーパークリップ

──のUの字（クリップ部分）は最後に切りましょう。
小さな穴は千枚通しを使ってあけてもいいでしょう。

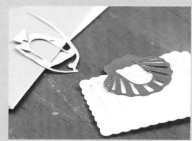

シェル

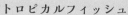

トロピカルフィッシュ

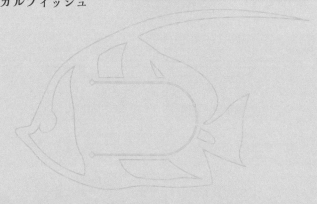

テーブル

ねこ脚が印象的なテーブル。
右のランプの切り絵とくみ合わ
せて、ウォールアートやブック
マークとしても楽しめます。

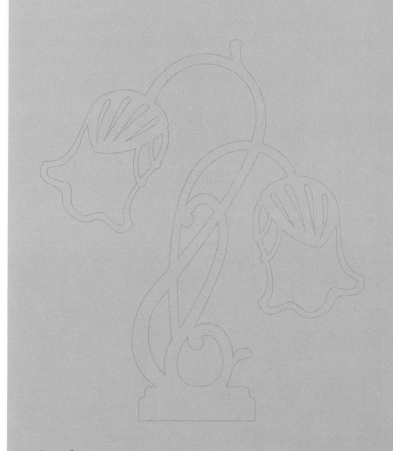

ランプ

カーブの部分は、カッターが左
右にぶれないようにていねいに。

コースター 3 種（P.10）
切り出す場所が少ないので
初心者の練習用になる、切り絵です。

浜千鳥

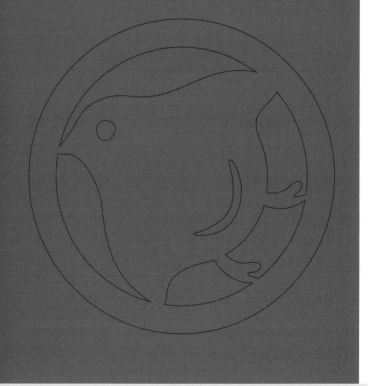

浜千鳥の下の丸形

矢柄

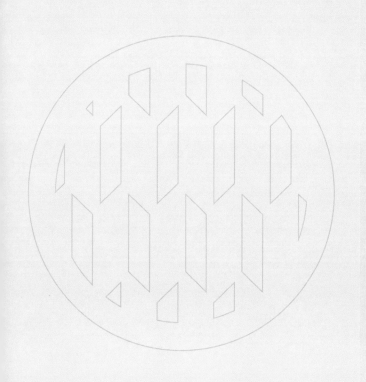

矢柄の下の丸形

ミニフラワー3種(P.14)

作り方

① 各花の白枠の切り絵を作ります。
② 右側の各花の色紙を切り出します。
　この時、各花の全体の図案は、線が
　残らないように、線の内側を切りま
　しょう。
③ ①の裏側に②をのりで貼ります。

アネモネ

花びらのゆがみが特徴です。
多少ぶれても気にせずに切り
ましょう。

アジサイ

小さな丸状の形を切り抜くと
きは、カッターを立てて切り
ましょう。

ユリ

先端が細くなっている絵柄を
切るときは、カッターを一度
抜き、図案を回して切りやす
い位置にしながら切りましょ
う。

アネモネ中の色紙

アネモネ全体の色紙

アジサイ中の色紙

アジサイ全体の色紙

ユリ全体の色紙

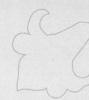

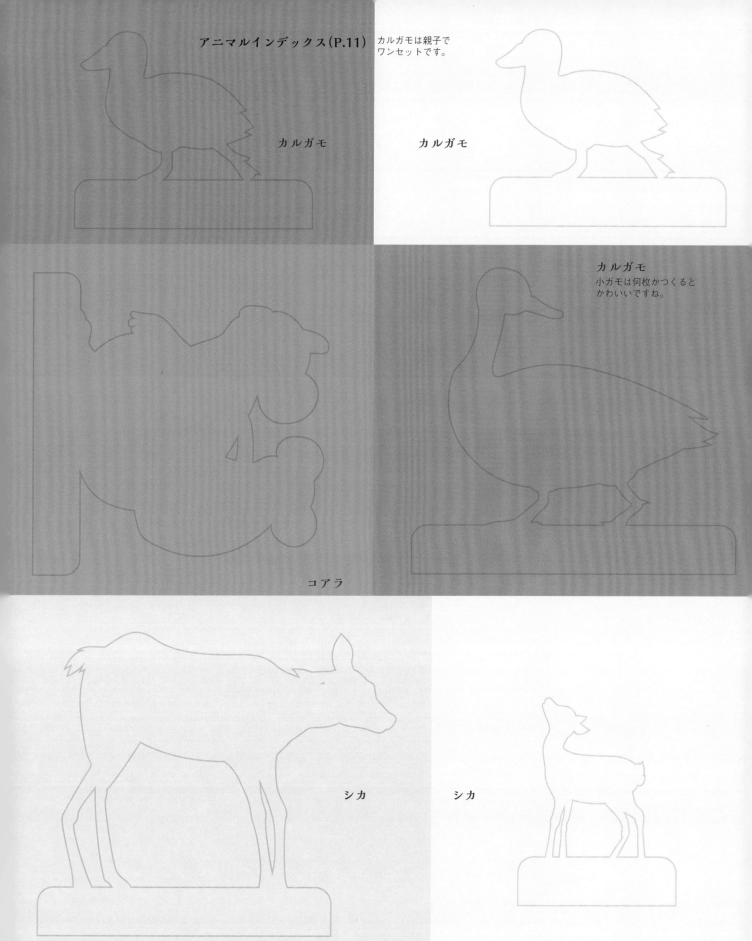

アニマルインデックス（P.11）カルガモは親子で
ワンセットです。

カルガモ

カルガモ

カルガモ
小ガモは何枚かつくると
かわいいですね。

コアラ

シカ

シカ

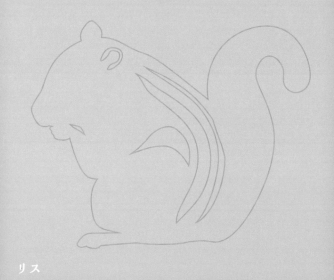

リス

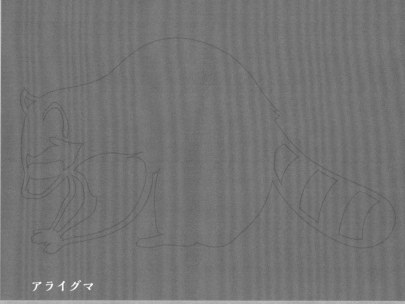

アライグマ

ナマケモノ

森のいきものモビール
(P.16)

切り絵をつくったら、P.99の傘を一番上にして、各切り絵のあいている部分に細いひもなどを通します。バランスをとって吊しながら組み立てるといいですよ。

キイチゴ

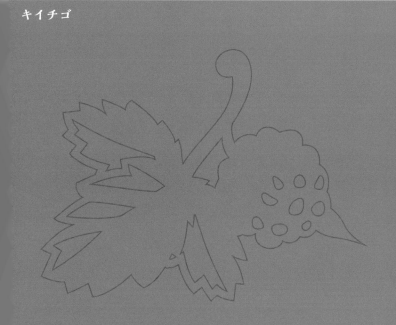

キク

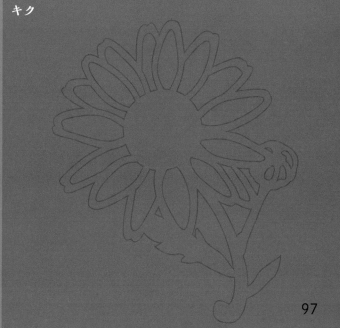

モビールの傘

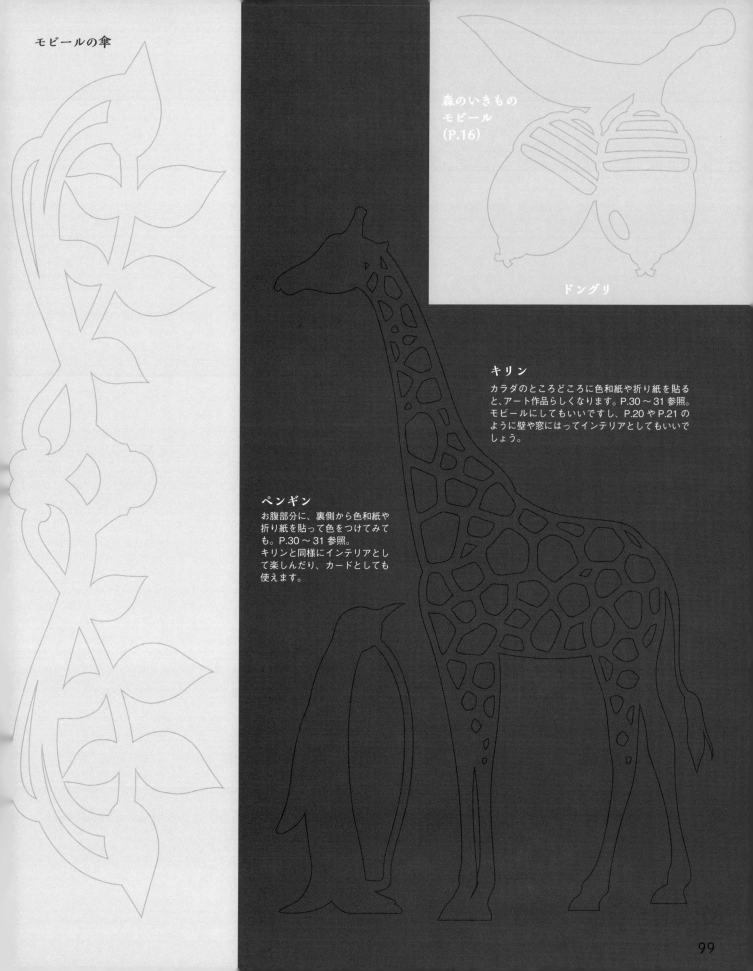

森のいきもの
モビール
（P.16）

ドングリ

キリン
カラダのところどころに色和紙や折り紙を貼る
と、アート作品らしくなります。P.30〜31 参照。
モビールにしてもいいですし、P.20 や P.21 の
ように壁や窓にはってインテリアとしてもいいで
しょう。

ペンギン
お腹部分に、裏側から色和紙や
折り紙を貼って色をつけてみて
も。P.30〜31 参照。
キリンと同様にインテリアとし
て楽しんだり、カードとしても
使えます。

封筒2種
（P.15）
図案を切って折り、のりづけをして封筒にしましょう。

ビーグル犬

組み立て方
①顔と耳としっぽに、下の色紙をあてます。
②-----の部分を山折りにして、封筒の形になるように、のりづけします。

顔としっぽの色紙

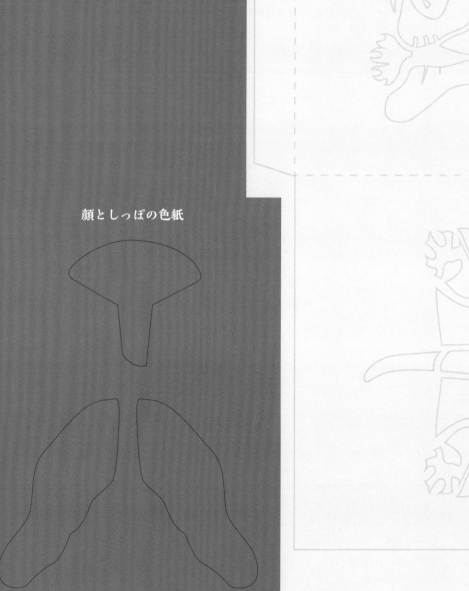

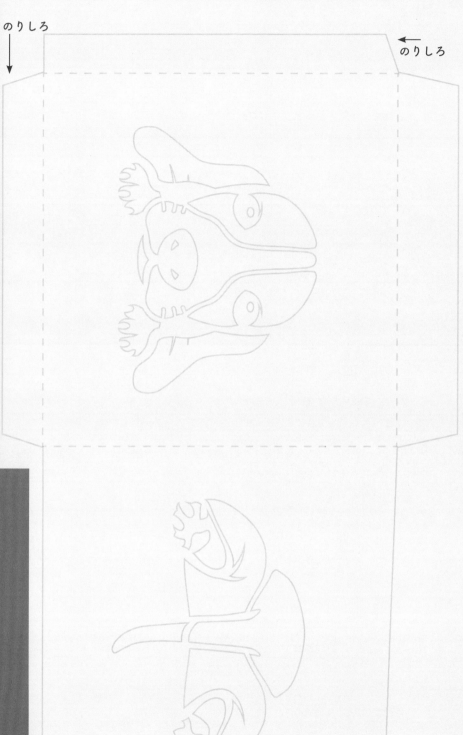

のりしろ

のりしろ

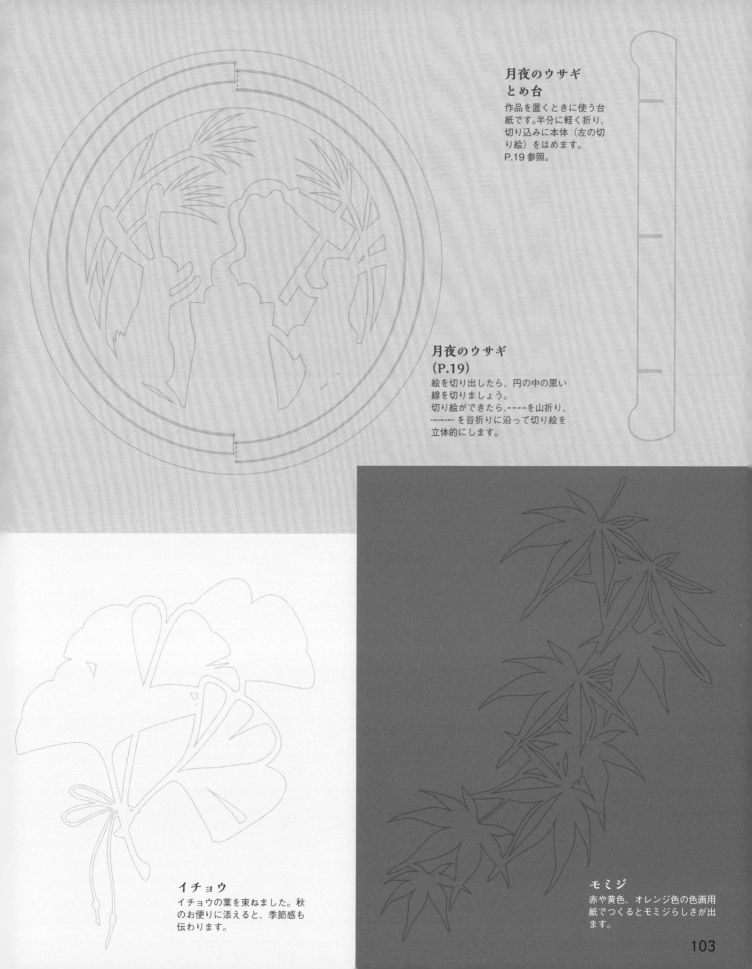

**月夜のウサギ
とめ台**
作品を置くときに使う台
紙です。半分に軽く折り、
切り込みに本体（左の切
り絵）をはめます。
P.19 参照。

**月夜のウサギ
（P.19）**
絵を切り出したら、円の中の黒い
線を切りましょう。
切り絵ができたら、----を山折り、
……を谷折りに沿って切り絵を
立体的にします。

イチョウ
イチョウの葉を束ねました。秋
のお便りに添えると、季節感も
伝わります。

モミジ
赤や黄色、オレンジ色の色画用
紙でつくるとモミジらしさが出
ます。